BIOETHICS

基礎から学ぶ生命倫理学

村上喜良

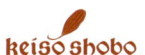

はしがき

　2003年4月，21世紀を象徴するような報道が世界を駆け巡った．国際ヒトゲノム・プロジェクトとセレラ・ジェノミクス社が，ヒトゲノムの解析をほぼ終了したと宣言した．人間はDNAの配列による設計図から成り立っている．それが解析されることによって，遂に私たちは，人間の生命を無から創造したり，改良したりすることが現実に可能となる時代に突入したと言えよう．私たちは，遺伝子レベルで生命を操り，さらには新人類を創造することも可能になるだろう．哲学者ニーチェが「神の死」を宣言して「超人」の出現を予言したときから百年以上が過ぎ，科学者たちはそれを実現しようとしている．

　他方，2008年1月25日，日本移植者協議会東海支部による次のようなアンケート調査の結果が毎日新聞に報じられた．日本の「臓器移植法」は，臓器提供の自発性や移植の公平性を保障するために，臓器提供は無償であるとして，臓器の売買を禁止している．それが正しいかどうかは別にして，現行法にそのように規定されているにもかかわらず，「金銭的対価がある」と誤解している人が25パーセント，「分からない」と回答した人が46パーセントであった．「対価なし」と正確に理解していた人はわずか29パーセントに過ぎなかった．なかには，「肉親の臓器を売った」と非難された家族もあるとのことである．

　遺伝子治療や遺伝子操作という自らの命と子供たちの命にかかわる，さらには，生命観や人生観そのものを変容しかねない人間の根源にかかわる重大な問題が生じようとしている一方で，すでに現実に行われている臓器移植に関して，ほとんどの人が正確な理解を持っていない．命の問題はすべての人と次世代の子供たちにも関わる問題であり，誰も避けては通れない問題であるのだから，このギャップには驚かざるを得ない．

バイオリテラシー教育の充実ということが言われる．それは，高度に発展したバイオテクノロジーについて評価・識別する能力のことである．バイオテクノロジーは遺伝子工学・ナノテクノロジー・ロボット工学と融合して，私たちの生活様式や社会の経済的基盤を根底から変化させようとしている．この世界的な動きに乗り遅れないように，それらの知識を理解し，利用する知識が一般に求められているのである．確かに，バイオリテラシー教育の充実は世界経済の側面から必要なことではあるが，それとともに，バイオテクノロジーの発展のうちに倫理的な問題を読み取り，それを考察する能力を養う教育も欠くことはできない．

　そのような倫理的リテラシーの基本を，命に関わる諸問題に少しでも関心のあるすべての人たちに身に付けてもらうことを願って，本書は次のように構成されている．

　まず第Ⅰ部で，生命倫理学の全体像を理解できるようにする．続く第Ⅱ部では，生命倫理学で問題となっていることの基本的知識を説明し，論点を整理し，考え方の基本を明らかにする．そこでは，賛成論と反対論の両方の考え方を解説するが，単純に並べて記すのではなく，両方に公平に目を配りながらも，読者が互いの論点の違いを生き生きと理解し批判的に追体験できるように，なるべく論争的に記すことにする．また，第Ⅱ部の各章の最後には，各章のテーマに関連するが直接には取りあげなかったことを問いとして設定したので，自分自身で考えてみてほしい．そして最後の第Ⅲ部では，生命倫理学の諸問題をより深く考えていくために，第Ⅱ部とは全く違った視点からの議論を，筆者自身の考えを交えながら展開する．人が他者との意味の関係のうちに生きているという観点を示すことで，第Ⅱ部までの議論を補完することを試みたい．第Ⅱ部で得た知識と考える能力をフルに発揮して，批判的に読み，自分自身で検討してもらえれば嬉しい．

　各章の最後には，さらに深く学びたい人のために，小さな解説を付けた読書案内を載せた．そこで取りあげなかったものでも，重要で刺激的な文献は数多くあるが，各テーマに関する必要最小限のものに限った．それ以外の参考文献に関しては，巻末の一覧を参照してほしい．

基礎から学ぶ生命倫理学

目　次

はしがき

I 基礎を知る

第1章 生命倫理学とは何か ……………………………… 3

 1 何をどのように考察するのか 3
 2 どのような特徴と姿勢が必要か 7
 3 医療倫理やエコロジーなどとの関係 13

第2章 生命倫理学の基礎知識 ……………………………… 19

 1 ヒポクラテス流の誓いの限界 19
 2 自律を尊重すること 24
 3 インフォームド・コンセント 27
 4 パターナリズム 32

II 生命倫理学の争点

第3章 人工妊娠中絶 ……………………………… 41

 1 日本の現状 41
 2 中絶を認める／認めない理由は何か 43
 3 潜在的人格である胎児とは何か 46
 4 産む／産まないは女性の権利か 48
 5 胎児と女性の権利の交差点 51

第4章 生殖補助技術 ……………………………… 55

 1 拡散する家族 55

2　子供を選ぶということ　61

　　3　受精卵を用いた研究は許されるか　66

第5章　遺伝子操作 ……………………………………………73

　　1　神や自然の運命からの解放　73

　　2　遺伝子の排除と選択　75

　　3　遺伝子検査による予防と治療　78

　　4　ヒトを改良し強化する　81

　　5　改良は悲劇の始まりか　86

　　6　解放でも従順でもなく謙虚であること　91

第6章　脳死と臓器移植 ……………………………………95

　　1　論争を振り返る　95

　　2　問題を整理する　99

　　3　脳の死とは何か　101

　　4　脳の死は人の死か　102

　　5　脳死を判定する基準は何か　106

　　6　脳死からの臓器移植　110

第7章　安楽死・尊厳死 ……………………………………119

　　1　判例を見る　119

　　2　死が生命の尊厳を超えるとき　122

　　3　死を認める条件とは何か　129

　　4　日本の終末期医療ガイドライン　133

　　5　日本はオランダではない　139

III 議論を深める

第8章　生命倫理学と宗教の関係 …………………… 147
　1　問題の所在　147
　2　自己決定権的生命倫理学の成立と発展　149
　3　アメリカにおける生命倫理学と宗教　150
　4　日本における生命倫理学と宗教　156
　5　宗教の背後にあるもの　159

第9章　自己存在と自己決定 ……………………………… 163
　1　私があるということ　163
　2　他者が交差する自己決定　166
　3　私は臓器の総和だろうか　171

第10章　ケアという視点 ………………………………… 177
　1　産まれること・育むこと　177
　2　死ぬこと・死を看取ること　181
　3　受け入れて気遣うこと　188

参照文献一覧 ……………………………………………………… 197
参照ホームページ一覧 …………………………………………… 209
あとがき …………………………………………………………… 211
人名索引 …………………………………………………………… 213
事項索引 …………………………………………………………… 215
法律・宣言・ガイドライン索引 ………………………………… 223

I 基礎を知る

第1章 生命倫理学とは何か

1 何をどのように考察するのか

 この節の目的は,生命倫理学が何をどのように考察する学問なのか,すなわち生命倫理学の研究対象と方法について明らかにすることである.そこで,まずは生命倫理学という語の由来について見てみよう.
 生命倫理学はバイオエシックスという英語の訳語である.バイオエシックスはバイオとエシックスの合成語である.どちらもギリシア語を語源とする.バイオは生命 (bios),エシックスは倫理学 (ethike) を意味する.一目で分かるように図示しておこう(図1).

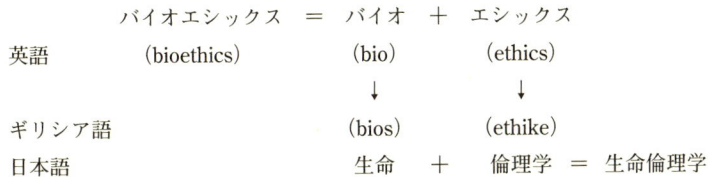

図1 バイオエシックスの語源

 ここから分かるのは,生命倫理学が生命に関する倫理学であるということだけであり,何をどのように考察する学問であるのか,いまだにはっきりしない.そこで,この分野でもっとも基本的な文献によって生命倫理学がどのように定義されているのかを見てみよう.取り上げるのは生命倫理学に関する二つの事典である.一つは,アメリカで出版された Encyclopedia of Bioethics,もう一

つは，ドイツで出版された Lexikon der Bioethik である．前者を『エンサイクロペディア』，後者を『レキシコン』と呼ぶことにする．

> 生命科学と医療における道徳的問題を，道徳的見方・意思決定・行動・政策を含めて，学際的場面でさまざまな倫理的方法論を使用しながら考察する体系的研究　　　　　　　　　　　　　　　　　　　（『エンサイクロペディア』）

> 生命に対する人間の責任ある関わりという事態を，倫理的に吟味すること
> 　　　　　　　　　　　　　　　　　　　　　　　　　　　（『レキシコン』）

　生命倫理学が何を考察するのかという点に関して，二つの定義は異なっている．『エンサイクロペディア』では「生命科学と医療」の領域に研究対象が限定されているのに対して，『レキシコン』では「生命に対する人間の関わり」を研究対象とし，広く無限定に捉えられている．生命に関わるのは生命科学や医学だけではない．たとえば，家族の介護という日常的な場面で私たちは生命と深く関わっている．それゆえ『レキシコン』の定義のほうが適切であると考えられる．次に，どのように考察するのかという点に関しては，二つの定義は一致している．両定義とも「倫理的に」考察すると述べている．そこで，とりあえず生命倫理学を次のように定義し直すことにする．生命倫理学とは「生命に関わる人間の行為を倫理的に考察すること」である．
　では「倫理的に」考察するとはどういうことなのか．そもそも倫理とは何なのか．さらに『エンサイクロペディア』では「道徳的問題」という表現が見られるが，そもそも道徳とは何なのか．道徳と倫理とはどこが違うのか．
　これらの問いに関して，道徳と倫理の語源学的な，あるいは学問史的な解説をすることは専門的で煩瑣な議論を呼び起こし，遂には出口の無い迷路に陥ってしまう可能性がある．生命倫理学は「生命に関わる人間の行為」という広い領域を対象としているのだから，倫理や道徳を厳密に狭く定義することは生命倫理学にとって益するところ少なく，むしろ有害であると思われる．それゆえ，本書では倫理や道徳を次のように定義し，倫理と道徳を一つの言葉に置き換えようと思う．その言葉とは「ルール」である．この言葉は，倫理や道徳という

言葉によって私たちが日常的に理解している共通の事柄を形式的に示している．それゆえ，特定の倫理学説に拘束されず，中立的で，さまざまな内容を含むことができ，実り豊かな議論を可能にするだろう．

　道徳も倫理もルールである．さらにはマナーも儀礼もルールである．およそ人と人とが関わる場面ではルールが必ずある．また，ルールはその場その場で守るべきものであり，守るべきものであるから義務であり，義務である以上は守る責任が伴う．したがって『レキシコン』に見られる「責任ある関わり」とは「守るべきルールを守りつつ関わること」と理解できる．

　では，なぜルールが存在するのか．それは人と人とが共に生きていくためである．ルールがなければ，行為と行為とが対立し，他者を傷つけ，さらには自分自身を傷つけてしまうからである．しかし，ルールが存在するのは，ルールがなければ自他が傷つく可能性があるからという消極的な理由からだけではない．たとえば「嘘をついてはいけない」というルールが存在するのは，嘘をつくことで相手も私も傷つくからという消極的な理由だけではない．積極的に見るなら，人と人とは信頼関係の内に在るのが人間として本来的な在り方だからである．そして，人間は本来的に存在するとき私も他者も幸せでありうる．それゆえ，ルールが存在する積極的な理由とは，人と人とが共に幸せに生きていくためなのである．

　ここで断っておきたいことが二つある．個人的幸福をエゴイズムであると否定して，人と人とが共に生きる共存在的幸福のみを一元的に主張する極端な共同体主義（communitarianism）を，私はここで主張しているのではない．個人的幸福と共存在的幸福とを区別することは可能であり，相互にある程度独立して存在している．それにもかかわらず，一方を肯定し他方を否定することは間違っている．幸福の共存在的側面を一面的に強調することは自己の空虚な拡散であり，逆に，個人的側面の一方的強調は自己の空虚な凝固である．大切なことは，幸福の両側面のバランスの取れた相互浸透ということである．

　もう一つは，義務と幸福の関係である．私は守るべきルールとしての義務を，幸せになるためにという目的から説明した．これはカントに由来する道徳理論すなわち**義務論**の考え方と真っ向から対立する．義務論によれば，義務はそれが義務だからこそ守るべきであり，それを守ると幸せになれるからという動機

で守られてはならない．もしそうであるなら，そのような行為は不純である，と．しかし，義務は義務だけによって遂行されるのではない．たとえ義務によってのみ遂行され得るとしても，そのように遂行された行為は冷ややかな行為である．それは十全な善き行いではない．共存在的幸福を目指して，それによって動機づけられ，義務は遂行されるべきである．そのとき，それは温かな行為であり，十全な善き行いである．それに対して，自己にのみ凝り固まった個人的幸福によって動機づけられた義務の遂行は明らかに不純である．したがって，義務と幸福とは必然的に対立するのではなく，対立するとするならば，それは義務と凝固した個人的幸福とが対立するのである．この対立は不幸以外の何ものでもない．

　ところで，ルールは誰がどのように決めるのか．ルールはそれが運用される場面を構成している人々に適応されるのだから，ルールを決めるのは構成メンバー全員でなければならない．そうでなければ，ルールを守る動機づけは弱まり，ルールがルールとして機能しなくなる．それゆえ，ルールの決定に構成メンバー全員が直接参加することが原則である．しかしながら，構成メンバーが極度に多い場合にはそれは不可能である．そこで代表者による委員会制，あるいはそれと並行して実施される公聴会への参加などといった間接的な参加方式が実際的である．それでも，ルールを決定するのはあくまでも構成メンバー全員であることは原則として保持しておかなければならない．そのために，委員会での審議内容は全面的に公開されるべきであり，また，公聴会を各地で頻繁に開催し，その都度報告書が作成され公開されるべきである．

　さて，「生命に関する人間の行為」という場面の構成メンバーは誰であるのか．それは私たち全員である．なぜなら生命に関わるのは生命科学や医学などの専門家だけではなく，私たち全員がごく日常的に生命に関わっているからである．そうであるなら，厚生労働省や大学や総合病院などに設置されている生命倫理委員会はもっと外に向かって開かれるべきである．委員会のメンバーを専門家，非専門家を問わず広く召集し，審議内容を全面的に公開すべきである．裁判員制度が導入されるように，生命倫理委員会も同じような制度が必要ではないだろうか．

　以上の考察から，本書では生命倫理学を次のように定義する．それが『エン

サイクロペディア』と『レキシコン』での定義と決定的に違うのは，生命倫理学の目的を明確にし，理解しにくい道徳とか倫理とかを中立的に考察しやすいルールに置き換えた点である．

〈生命倫理学の定義〉
生命に関わる人間の行為について，人が人と共に幸せに生きていくためのルールを，私たち全員で討論し作成していく学問

さて，生命を取り扱う行為について誰もが認める普遍的なルール（倫理）はいまだにない．それにもかかわらず，土屋が指摘するように（土屋1998, 23-4），すでにそのようなルール（倫理）があたかもあるかのように，特定のルールを示すものとして生命倫理という言葉を用いている場合がしばしば見受けられる．たとえば，「生命倫理に反して」とか「生命倫理に則って」という表現がマスコミによく見られるし，また大学の演習等で学生がそのように発言するのをしばしば耳にする．これでは生命を扱う行為においてルール上の問題があること，さらにルールを新たに作っていくために誰もが積極的に参加しなければならないことに気がつきにくい．バイオエシックスは生命を扱う行為のルール（倫理）を共に考えること，である．この点を強調するために，バイオエシックスは生命倫理ではなく生命倫理学と訳したほうがよい，と考えられる．

2 どのような特徴と姿勢が必要か

この節の目的は，生命倫理学の特徴と生命倫理学に携わる際の姿勢を明らかにすることである．そのために，まずはルール一般の特徴を明確にし，それに基づいて生命倫理学の特徴と姿勢について考察する．

すでにルールについて，いくつかの点を明らかにしているので，なるべく重ならないように述べていく．ルールとして校則を例にとろう．校則は教育基本法に則ったものでなければならない．校則の根底には建学の精神がある．それらを大原則として，服装や下駄箱の使用などの細かな下位の諸規則にいたる．規則は互いに整合性をもち，矛盾するものであってはならない．校則に従う行

為が正しい行為あるいは善い行いであり，校則に従わない学生は悪い学生である．校則が適用されるのは，その学校に所属する学生に限られる．校則の変更，新たな制定には，校則が適用される範囲を構成するメンバー，すなわち教員・学生・保護者あるいは地域住民が全員参加することが原則的に好ましい．学校側が校則を一方的に強制するより，学生が自主的に話し合って校則を決めたほうが，学生はそれを積極的に守ろうとする．

さて，校則は教育基本法を根底とするが，教育基本法は私たち日本人がどのような人物を善き人と考えているかという人間観を根底としている．さらに，この人間観は人生観や自然観などと結びつき，輪郭や内容は明確ではないけれども日本の文化というものを形作っている．そして，これが教育だけではなく，日本の社会のなかで，人と人とが関わるあらゆる場面で，ルールの根底としてルールに内容を供給している．そればかりではない．人間はある文化のなかに生まれ，その文化を生き，その文化を伝えていくという仕方で生きていかざるを得ない．したがって，文化はルールに内容を提供するばかりでなく，ルールを荷い，それを継承するという側面を持っている．

さて，これまでルールについて述べてきたことをまとめておく．

〈ルールの特徴〉
① 人が人と共に幸せに生きていくことを目的とする．
② 適応範囲の限界を持つ．
③ 適応範囲内でゆるやかな整合的ルール体系をなしている．
④ 行為の善悪の基準となる．
⑤ あるルールの善悪は他のルールによって決定される．
⑥ 守るべきものとして義務であり，責任が伴う．
⑦ ルールの変更や新たな作成は，ルールの適応範囲を構成するメンバー全員によることが原則である．
⑧ ルール作成への参加はルールを遵守する動機を強化する．
⑨ 文化や宗教に制約されている．
⑩ 文化や宗教がルールに内容を供給する．
⑪ 文化や宗教はルールを守ったり伝えたりする動機を与える．

次に，生命倫理学の特徴に関して考察しよう．生命倫理学は生命を取り扱う行為のルールを考察することである．私たちはまさに生きているものであり，また日常的に他の生命と関わっている．それゆえ，私たちは生命を扱う行為のルールを考察する場に積極的に参加しなければならない．そればかりではない．既存のルールの適応問題や新たなルールの作成に関して，専門家とともに意思決定しなければならない．生命倫理学は私たち非専門家を排除しない．むしろ生命倫理学は専門家と私たち非専門家との共同作業でなければならない．
　では，生命倫理学者（bioethicist）という専門家は必要なくなるのか．一体，彼らは何をするのか．一つは，私たちが何の気なしに認めてしまっていることのなかに，実は問題が含まれていることを私たちに気づかせることである．たとえば，日本では人工妊娠中絶に関してあまり議論もなく，なんとなく容認されている．しかし，どうして22週未満なら中絶が許されるのか．22週未満のヒトの命は奪っても良いとする理由は一体どこにあるのか．問題に気づかせることで，やっと討論が始まる．
　次に討論の場で生命倫理学者が果す役割は，討論を調整し深め，討論があらぬ方向に拡散しないように舵取りをすることである．具体的には，次のような役割である．討論のテーマとなっている事柄に関する基本的で総合的な知識を提示すること．主張される事柄の暗黙の前提となっている論拠や価値観を明らかにすること．主張と主張の対立点や共通点を明らかにすること．主張と推論の論理性・合理性を確保させること．主張されたことが個人的主張なのか，それとも社会的拘束力を要求する主張なのか，それを明確に区別させること．さらには，自らの解決策をひとつの案として提示すること．これらの役割は，生命科学や倫理学や文化人類学などに関する専門的で総合的な知識が必要とされる．ここに生命倫理学者の専門家としての役割がある．
　そればかりか，生命を取り扱う行為のルールを考察するには，生命に関する学問，ルールに関する学問，ルールの根底をなしている価値観に関する学問，これらに関する専門的知識が必要とされる．たとえば，生命に関する学問としては生物学・動物学・植物学・医学・遺伝学・生態学などが，ルールに関する学問としては法学・政治学・経済学・社会学・保健学などが，ルールの根底を

なしている価値観に関する学問としては文化人類学・宗教学・歴史学・文学・哲学などが考えられる．生命倫理学はこれらの学問と共同して研究にあたらなければならない．それゆえ，生命倫理学は学際（inter-discipline）的であることを特徴とする．

しかし，この学際性に関して木村はさらに次のような主張をしている．「いちおうひとつの専門の枠組みのなかから発言し，原則としてほかの学問領域に発言しなかった」従来の学際的な相互協力ではなく，「むしろ相互に関連しあう専門領域の内容にも積極的に介入して発言し，問題提起」をするような「超学際（supra-inter-discipline）」的な立場が生命倫理学には必要である．なぜなら，そうでなければ，生命を扱う行為をめぐって今日提起される問題の解決は困難だからである，と（木村 1989, 45-6）．

木村の主張を私なりに捉え直してみる．いかなる学問も人間や生命に対する伝統的な共通理解を暗黙のうちに前提として，それに基づいて研究がなされている．現代の生命科学はその暗黙の理解とはまったく異なった理解を提供してきている．生命倫理学は生命を扱う行為を対象とする以上，その生命科学の新たな理解を受け入れざるを得ない．そして，その新たな知識をもって，生命を扱う行為のルールをめぐって，他の諸学問に協力を仰ぐことになる．そうである以上，その相互協力は他の諸学問が従来持っていた暗黙の人間理解や生命理解を覆していくようなものとならざるを得ない．もしかすると，生命倫理学はあらゆる学問の根底的な変容を促すかもしれない．

さて，私たち自身がすべて生きているものである限り，生命を扱う行為のルールは私たち全員に適応される．それゆえ，生命に関するルールは普遍的でなければならない．しかし，ルールは文化や宗教に制約されている．生命に関するルールも当然それぞれの文化や宗教の根底にある人間観・人生観・生命観などの価値観に制約されている．この意味で，生命をめぐるルールは地域的・特殊的である．この場合，生命に関するルールは文化や宗教によって異なり，ときにはそれらが激しく対立する．この特殊性を乗り越えて，どのようにすれば普遍的なルールを構築することができるのか．

よく見られる一つの方向として，ある文化に基づいたルールに過ぎないものを普遍的なルールと思い込み，それをそのまま他の文化に普遍化してしまう方

法がある．それは，たとえば，脳死からの臓器移植がアメリカで盛んに実施されているから，日本も早くそれに追いつかなければならない，といった考え方に見られる．これでは日本が伝統的に持っている生命観や，それに基づく生命に関するルールの多くを台無しにしてしまう．これは人が生きていく基盤を喪失し，根無し草になることである．また，自らの文化に支えられていないルールや自らが参画しないお仕着せのルールを人は守ろうとはしない．これらは，すでに述べたように，ルール一般の基本的特徴である．

それでは，文化や宗教による特殊性をそのまま放置しておくのか．それではあまりにも対立が頻繁に起こることになる．特に宗教間においては対立が激化することになりかねない．それを避けるためにも，また私たち全員が生きているものである以上，やはり生命に関するルールは普遍的である必要がある．

ここで，私たちは絶望せざるを得ないのだろうか．決してそうではない．どこかに必ず共通の基盤を見出すことができるはずであり，そこから共に討論する道は開けている．たとえば，人を憎むより愛すること，人と共に幸せであること，などはどのような文化や宗教でも一致するところではないか．どこかに共通基盤があることを信じて，自らの文化や宗教の原理原則に固執せず，また他の文化や宗教の根本を寛容に受け入れつつ，粘り強く対話を重ねることが必要である．そして，その粘り強い対話がもしかすると自らの文化や宗教の原理原則をわずかであるかもしれないが変容させるかもしれない．その変容を受け入れる勇気が必要である．多少の変容によって，文化や宗教がそう簡単に崩壊するわけではないのだから．このような仕方での普遍的なルール作りは，文化や宗教の独自性を排除しない．ただその独自性を括弧に入れて保留するのである．生命倫理学はこのような多元性を内に含むグローバルな性質を持つ，やわらかな生命倫理学でなければならない．ちなみに，エンゲルハートは「非宗教的バイオエシックス」を主張する（Engelhardt 1986）．非宗教的というのが，宗教に反してということでなく，宗教の原理原則を括弧に入れてということであるなら，私たちと同じ方向を目指していると考えられる．

やわらかな普遍性を求める生命倫理学を分かりやすくするために図示する（図 2）．頂点 A は文化 A の根底をなす原則であり，そこから上に広がる三角形の内部が文化 A のルールの体系である．上に向かって開かれているのはル

ール体系が閉じたものでないことを表している．同じように文化Bと文化Cのルール体系があり，それぞれが交差している．点A，B，Cにそれぞれ固執する限り，私たちは共通の基盤を見出せない．点Xは文化Aと文化Bとが実りある討論を始めることのできる共通基盤であるが，文化Cとの共通基盤ではないので討論が難しい．同じように点Zは文化Bと文化Cとの共通基盤であるが，文化Aとの共通基盤ではない．点Yが三つの文化の共通点であり，実りある討論が開始できる地点である．そのような共通地点があると信じて，粘り強く対話を続けることが大切である．

図2　文化の違いと共通性

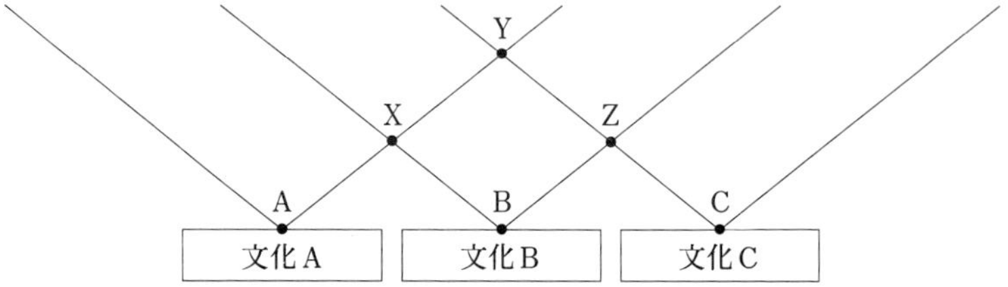

　さて，生命倫理学は生命科学の提示する新たな生命理解や人間理解を受け入れなければならない．それと同様に，宗教もまたそれを受け入れるべきである．たとえ，それが教義の変容を促すとしても勇気をもって受け入れるべきである．事実に反する信仰は単なる狂信である．宗教は事実に基づきつつも，それ以上のものであるのだから，本来それほどあわてることではない．それに教義も信仰も閉じた体系ではなく，歴史とともにダイナミックに運動するのが本来の姿である．だから，事実を無視したり否定したりするのでなく，事実を受け入れ，その事実をいままでの教義体系と関係づけ新たな意味づけをなしていく努力が必要である．それが信仰のダイナミズムである．これを否定したら信仰は停止し，寛容さを失い凝固してしまう．

　以上の考察を踏まえて，生命倫理学の特徴とそれに携わる姿勢をまとめておく．

〈生命倫理学の特徴〉
　①　専門家と非専門家との共同作業である．

② 学際的あるいは超学際的である．
③ 多元性を含むやわらかな普遍的ルールを模索する．

〈生命倫理学の姿勢〉
① 人と共に幸せに生きていくための共通基盤が必ずあることへの信念．
② 持続的な対話と討論を続ける忍耐．
③ 違うものへの寛容あるいは受け入れる勇気．

3 医療倫理やエコロジーなどとの関係

　生命に関するルールを考察する学問はいくつかある．医療倫理（medical ethics）や生命医学倫理（biomedical ethics）あるいは環境倫理学（environmental ethics）やエコロジー（ecology）．これらの学問と生命倫理学との関係を整理しておくことが，この節の目的である．
　生命は人間の生命と人間以外の生命とに区別できる．人間の生命を対象とするのが医療倫理や生命医学倫理，人間を含めて生命全般を対象とするのが環境倫理やエコロジーである．研究対象の広さから言えば，前者二つは狭い意味での生命倫理学であり，後者二つは広い意味での生命倫理学である．
　では，医療倫理と生命医学倫理との違いは何か．第2章で詳説するので，ここでは基本的なことだけを述べておく．医療倫理が考察するのは医師集団内部における医師相互のルールである．そこには医師が患者に対してどう接するべきかというルールも含まれているが，それは医師から患者へのルールであって，患者から医師へのルールではない．それに対して生命医学倫理は医療者から患者，患者から医療者へのルールを考察する．また，ここでは医師が単独で患者に関わるのではなく，複数の医師・看護者・介護者が共に患者や患者の家族と関わる．医療が医師の単独行為からチーム医療となり，医療の場面に患者の視点を導入し，それを強調する点が医療倫理と異なる．しかし，内容が生命医学倫理でありながら，それを医療倫理と呼んでいる場合が時折見られるので，ここで注意しておきたい[1]．
　さて，環境倫理学とエコロジーとの違いは何か．人間を含めた生命全体を環

境という点から考察するのか，生態系という点から考察するのかの違いである．しかし環境は生態系と，生態系は環境と密接に繋がっているので，ふたつの語を自然というひとつの語に置き換え可能である．学問の厳密な定義や領域争いは無益である．生命倫理学との関係という観点で，ここでは両学問とも，自然をめぐるルールを考察することとゆるやかに捉えておく．むしろ押さえておくべきは，両学問の共通した主張と要求である．環境倫理学もエコロジーも共に人間と自然の調和的共存を主張し，それを維持するようにと要求する．この主張と要求に応えていくことが**エコロジー運動**である．

では，なぜエコロジストはそのような主張と要求をするのか．主張の根底には，科学技術による生活の豊かさには危険が潜んでいるという認識がある．その危険を指摘したものとして，次のような著作がある．DDTなどの農薬の危険性を指摘したレイチェル・カーソンの『沈黙の春』(Carson 1962) にはじまって，プラスティック製品などから排出される環境ホルモンの危険性を指摘したシーア・コルボーンらの『奪われし未来』(Colborn 1996) など，近年にいたっては枚挙の暇がないほどである．

エコロジストはこの危険の原因を科学技術の本質にあると考える．科学技術の本質とは，人間を自然から切り離し，技術力によって自然を征服し，人間を自然の驚異から解放し，人間の生活を豊かにすることである．しかし，人間は自然の一部として環境や生命のすべてと繋がることで生きている．それゆえ，人間と自然とを対立させ，自然を人間生活の豊かさのための資材とみなすような考えは破棄すべきである．人間と自然の調和的共存が図られるようにすべきである．そうでなければ，人類は将来滅亡してしまう．これがエコロジストたちの基本的な考え方である．

ちなみに，歴史上はじめて登場してくるバイオエシックスという言葉は，こ

---

1) 従来の医学や医療が生命工学（Biotechnology）と結びつくことで生じたのが生命医学（Biomedicine）である．そして生命医学では従来の医療では生じなかったような倫理的問題が生まれた．それゆえ，伝統的な医療倫理では対応できず，生命医学倫理という学問が成立した．このような医療倫理と生命医学倫理との区分にしたがえば，オックスフォード大学出版局 A Very Short Introduction シリーズにあるトニー・ホープの著作も『医療倫理（medical ethics）』ではなく，『生命医学倫理（biomedical ethics）』のほうが適切なタイトルであると思われる．なぜなら，内容は明らかに伝統的な医学の倫理問題ではなく，生命医学の提示する新たな倫理問題だからである．

の滅亡の危機に直面した人類の生き残りのための科学 (the science of survival) を意味していた．それは 1970 年に発表されたポッターの論文名 Bioethics, the Science of Survival だった．一方，翌 1971 年には，ヘレガースによってジョージタウン大学にケネディ研究所が設立され，その一部門が「バイオエシックス・センター」と呼ばれたが，それはエコロジカルな，すなわち広い意味でのバイオエシックスではなく，生命医学倫理をめぐる狭い意味でのバイオエシックスだった．バイオエシックスという造語が同じ時期に複数登場してきたわけだが，どうもこれは偶然だったようである（香川 2000, 161-2）．

さて，エコロジーの領域で**ディープ・エコロジー**ということが言われる．この言葉はアルネ・ネスが提唱したものである (Naess 1989)．ディープ・エコロジーはこれまでのエコロジーと同様に人間と自然の調和的共存を主張するが，そこには決定的な違いがある．これまでのエコロジーの根底には「人類の生き残りのために」という側面があり，それを完全に払拭できない．しかし，この**人間中心主義** (anthropocentrism) 的な立場を取る限り，エコロジーは必ずしも科学技術の利用や発展を批判し，生活の質を抑制したりする必要がない．むしろ利用の仕方によっては，科学技術は自然との調和を達成し，生活をより豊かにする可能性がある．このように考えるエコロジーを浅いエコロジー，すなわち**シャロー・エコロジー**と呼ぶ．

これに対して深いエコロジー，すなわちディープ・エコロジーは，生命と生命との繋がりを強調し，**生命中心主義** (Biocentrism) を唱える．それは，すべての生命に対する尊重を思想の中心とし，全生命の平等を唱える**生命圏平等主義** (biospherical egalitarianism) の立場である．人間は生命圏において特別な存在ではない．この生命圏には，レオポルドの土地倫理に従えば (Leopold 1949)，生命の住むところとしての土地も含まれる．こうして，ディープ・エコロジーは科学技術を抑制し，土地を乱開発から保護し，質素な生活を実践することを主張し，人々にそれを要求する．簡潔にまとめると，シャロー・エコロジーとディープ・エコロジーの違いは，自然との共存が主張される理由の違いにある．自然との共存理由は，前者では「人間のために」であり，後者では「すべての生命のために」である[2]．

この区別は，日常的に実施されているエコロジー運動においては，あまり意

識されることがないと思われる．なぜなら，一般の人々にとってシャロー・エコロジーもディープ・エコロジーもエコロジーなのだからである．しかし，両者の違いである「何のための」エコロジーかという点は，生命倫理学にとっては重要な論点である．なぜなら，生命倫理学は人間と他の生命，人間と自然の関係を考えざるを得ないからである．

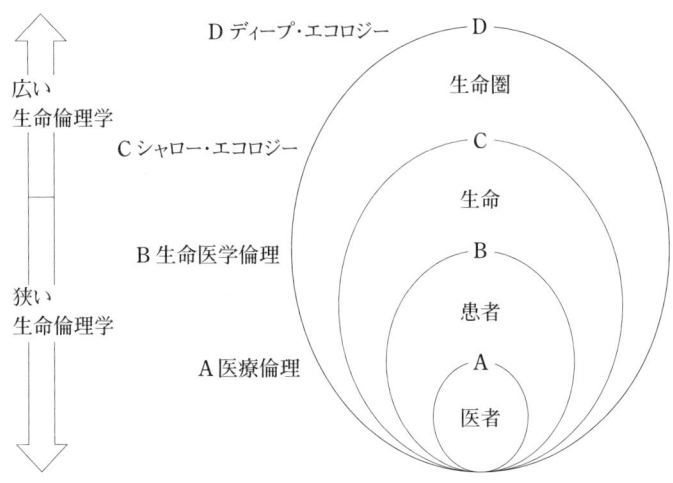

図3　生命倫理学と類似の諸学問との関係

　医療倫理，生命医学倫理，シャロー・エコロジー，ディープ・エコロジーと考察してきた．それを図にすると図3のようになる．一見すると，医療倫理からディープ・エコロジーへと連続的に発展してきているように思われる．確かに，生命倫理学が扱う範囲が徐々に広がっているという点では，そうである．すなわち，医師集団（A）から医療者と患者（B）へ，人間の生命（AB）から人間を含むすべての生命（C）へ，自然をも包括する生命圏（D）へと範囲は拡張している．そして，扱う範囲の連続的な拡張ということだけであれば，この拡張は簡単に受け入れられ，結局，生命倫理学とはディープ・エコロジーである，と主張したくなる．しかし，そうはいかない．そこでは扱う範囲の拡張

---

2)　梅原の「 共生と循環の哲学」はこのディープ・エコロジーの方向性を日本の伝統的な精神性をもとに再発見しようとする試みであると捉えることも可能である．

だけでなく，考え方の視点が変化している．医療倫理（A）から生命医学倫理（B）では，医師の視点から患者の視点へと非連続的な質的変化がある．また，医療倫理（A）と生命医学倫理（B）からシャロー・エコロジー（C）へ，シャロー・エコロジー（C）からディープ・エコロジー（D）では，図4のような視点の変化がある．

図4 諸学問の視点と対象

医療倫理・生命医学倫理（AB）………〈人間〉から　〈人間〉を見る視点
　　　　　　　　　　　　　　　　　　∥（同じ）　　↓（拡張）
シャロー・エコロジー（C）……………〈人間〉から　〈生命〉を見る視点
　　　　　　　　　　　　　　　　　　　　　　×（変化）
ディープ・エコロジー（D）……………〈生命圏〉から〈人間〉を見る視点

見て分かるように，(AB) と (C) では〈人間から〉という視点に変化はなく，視点の対象が拡張されただけである．それに対して (C) と (D) では視点と視点の対象が逆転している．これは非連続的な質的変化である．そして，この変化は医療倫理と生命医学倫理やシャロー・エコロジーの視点さえも，自らの提示する視座に変容させてしまう．それは，ディープ・エコロジーが「私たちの意識に根本的な変革をせまるもの」（間瀬 1998, 49）だからである．そうであるなら，ディープ・エコロジーは，文化や宗教のように根源的な価値観の源泉として働くのであり，本書の生命倫理学の立場からすれば，括弧に入れざるを得ない．それどころか，むしろディープ・エコロジーは科学的根拠も哲学的考察の深みもまだ十分であるとは思われない．この意味でも今の時点では括弧に入れておくべきである．しかし，これは何もディープ・エコロジーを否定しているのではない．将来ディープ・エコロジーが自らの括弧をはずし，生命倫理学を席巻する可能性を否定するものではない．

ただし，全く逆の立場が生命倫理学を凌駕してしまう可能性もある．それは，人工知能と結合したサイボーグや，遺伝子操作による超人の誕生である．新しい人間の誕生，**ポストヒューマニズム**が生命倫理学を嘲笑するときが来るかもしれない．しかし，これもまたディープ・エコロジーと同じ理由で，その可能性は否定しないが現時点では括弧に入れて慎重に取り扱うべきである．

本書では，あくまでも生命医学倫理とシャロー・エコロジーとの境界線に立って，人間から人間とその他の生命を見る視座を保持する．

▌もっと知りたい人のための読書案内

1. スティーヴン・G・ポスト（編集代表）『生命倫理百科事典』（第3版）全5巻，生命倫理百科事典翻訳刊行委員会（編），丸善株式会社，2007年
　——生命倫理学の発祥の地であるアメリカにおいて，その成立から今日にいたるまで最も重要な役割を担ってきた事典である．医療倫理と生命倫理及び環境倫理の項目を読み，生命倫理学の全体像を把握した後で，自分の関心のあるテーマについて読むことを薦める．調べること以上に，読むべき事典である．
2. 木村利人（編集主幹）『バイオエシックス・ハンドブック——生命倫理を超えて』，法研，2003年．
　——日本における生命倫理学の各分野で活躍している研究者が，命に関わるすべての人たちに，さまざまな問題の所在を分かりやすく解説している．巻末には，資料として倫理綱領や宣言等が掲載されている．一冊にまとめられているので，手元においていつでも調べることができる．
3. 菱山豊『生命倫理ハンドブック』，築地書館，2003年．
　——著者は文部科学省研究振興局ライフサイエンス課生命倫理・安全対策室前室長である．生命倫理学の諸問題に対する科学行政的側面について全体的な知識を得ることができる．

第2章　生命倫理学の基礎知識

1　ヒポクラテス流の誓いの限界

　医療倫理でもっとも古いものは，古代ギリシアの「ヒポクラテスの誓い」である．「誓い」は形を変えながらもキリスト教に受け継がれ[1]，二千数百年にわたって医療倫理の中心であり続けた．1948年の「ジュネーブ宣言」（世界医師会）[2] にもその精神は保持されている（Raanan 1985, 32）．それが，なぜ生命倫理学という新しいものにならざるを得なかったのか．それを明らかにするのが，この節の目的である．

　「誓い」は医師になろうとする者が医神アポロンをはじめとする古代ギリシアの神々に誓いを立てるところから始められる．この神々に誓うということが，医師を権威あるものとして特徴づける．続いて「誓い」の内容が述べられる．「誓い」の内容は大きく分けて二つの部分からなる．一つは，医師が医師に対して守るべき医師集団内でのルール，もう一つは，医師が患者に対して守るべきルールである．前者のルールとしては，医師は互いに家族のように協力し合

---

[1]　キリスト教において「ヒポクラテスの誓い」はその異教的精神から一神教的宗教の脈絡に純化され，医療行為はイエス・キリストが示した隣人愛の典型的な実践として理解され，その修道院での実践が病院へと成長していく（Grodin 1995, 2–7）．キリスト教と医療の関係について，Dolan 1973 を参照．

[2]　「ジュネーブ宣言」は社会に向かっての宣言であって，神や神々に対する宗教的誓いではなく，むしろ「ヒポクラテスの誓い」を脱宗教化し近代化したものである．それゆえ，ある特定の宗教から自らの医師という職業の権威を根拠づけていた人々からは，かなり不満があったようである（Veatch, Medical Codes and Oaths, in Reich 1995）．

うべきであること，医術の伝授は医師の子供たちと師弟関係誓約書を交わした門下生に限ること，である．最初のルールは認められるとしても，後のルールからは医師集団の閉鎖性という問題が見て取れる．医師が患者に対して守るべきルールとしては，現代風にまとめてみると，次のような原理が述べられている．**患者の健康を利すること（善行原理），患者に害を与えないこと（無危害原理），患者を公平に扱うこと（公正原理），患者の秘密を漏らさないこと（守秘義務）**，である．

　以上のヒポクラテス的なルールのもとでは，どのような医療行為がなされてきたのか．医師と患者の関係を父と子の関係にたとえてみよう．子供が進路について悩んでいる．彼／彼女は子供なので，何が善きことなのかについてまだ十分な知識がない．それに対して父親は人生の経験者であり，その知識を持っている．そこで父親が子供に代わって何が最善なのかを判断し，それを説明せずに子供に実行させようとする．説明しないのは子供がそれを理解するだけの能力をまだ身に付けていないからである．これと同じことが医師患者関係において起こる．患者は治療に関して非専門家である．医師はその知識を有し，それゆえ権威を持つ．そこで医師が患者に代わって何が最善の治療なのかを判断し，それを説明せずに患者に施し，患者はこれに従うように指示される．このような医師患者関係は，医師が父親（pater）のように患者に接することから**パターナリズム**（paternalism）と言われる．このような父子関係は父親の子供への愛情という点では何ら非難されるものではない．それと同様に，医師の患者に対するパターナリズム的対応も慈愛として非難されるものではない．

　しかし，パターナリズム的医師患者関係がうまく機能するには，二つの条件が必要である．一つは，医師が必ず患者にとって最善の治療を選択するという医師に対する信頼があること．二つには，医師が決定した最善の治療と患者がもし情報を与えられたら選択するであろう治療とがかなりの確率で一致すること，である．

　両条件とも，第二次世界大戦以降，徐々に成り立たなくなってきた．医師に対する信頼に関して言えば，それは歴然としている．ニュールンベルク裁判は，ナチスのおぞましい人体実験を暴き，人体実験における被験者の利益や権利を守るべく「ニュールンベルク綱領」が1947年に出された．しかし，その後も

患者・人類・科学の将来的利益という美名のもとに，当の被験者の利益を全く無視した人体実験が平然と何の疑いもなく実施されていた．有名な事件を三つあげておく．癌でない患者に癌細胞を注射する実験を行った「ユダヤ人慢性疾患病院事件」，精神遅滞児に対して肝炎ウィルスを人為的に感染させる実験を行った「ウィローブルック事件」，黒人男性を対象として梅毒を故意に治療しない実験を行った「タスキギー梅毒研究」（Faden 1986, 128-135）．このような人体実験が明るみに出ることによって，医師は患者に対して父親のように善行を施すという信頼は完全に崩れ，それと共に医師の権威も失われていった．善行原理を前提とするパターナリズム的な医師患者の信頼関係は機能不全に陥ってしまった．

　もう一つの条件に関して言えば，少し説明を要する．ある病気に対して一つの治療法しかなく，医師が患者に説明もなくそれを施したとする．つまりパターナリズム的に医師が患者に対応したとする．それでも，この場合あまり問題は起きない．医師の治療決断と患者が下すであろう治療決断とが一致する確率はかなり高いからである．なぜなら，再び健康になるためには，あるいは命を守るためには，それ以外の治療手段がないからである．

　しかし，治療法がいくつか存在するとなれば事態は変わってくる．たとえば，乳癌の治療について，かなり単純化して考えてみる．次の二つの治療法があるとしよう．

① 全乳房の切除．再発の可能性はほとんどないが，あとが残る．
② 乳房の一部を切除し，放射線治療や化学療法を併用する．再発の可能性がある程度あるが，乳房はきれいに温存できる．

　さて，治療法①と②のどちらが患者にとって最善なのか．この場合，治療法が一つしかない場合と違って，医師の判断と患者の判断が一致するかどうかは，かなり不確実である．ここでは，生命をあらゆるものに優先させるのか，乳房を自分の女性であることの証と考え，生命をある程度ではあるが危険にさらすのか，というレベルの違う選択が生じている．言い換えれば，**生命の尊厳**（**SOL**）か，治療後の**生き方の質**（**QOL**）[3]にこだわるのか，という決断が迫

られている．そして，医師の使命が患者の健康と命を守ることである限り，医師は治療法①を選ぶだろう．しかし，もし患者が治療法②があることをあらかじめ知らされていたとしたら，患者は治療法②を選ぶことも十分考えられる．したがって，治療法がいくつか存在する場合には，医師患者のパターナリズム的関係では，医師と患者の決断が一致するという暗黙の保証はないのである．ここで，パターナリズム的関係は行き止まりとなる．

　医療技術の進歩は多様な治療法を生み出し，それに伴って今まで無条件に守られるべきものであった健康や生命という価値を相対化した．あるいは，健康や生命という価値が文化や歴史的伝統において，もともと相対的であることを医療技術の進歩は露呈したのである．それは世界保健機関（WHO）が健康を「完全な肉体的，精神的及び社会的福祉の状態であり，単に疾病又は病弱の存在しないことではない」[4]と定義しているところにも見て取れる．すなわち，健康は客観的に計測される身体的状態だけではなく，むしろ文化的，価値的なものである．医療技術の進歩は，そのような文化的価値である健康や生命を他の価値と比較し得るような状況を実際に作り出したのである．治療法の多様性と健康と生命の価値の多様性が顕在化しているところでは，当然パターナリズム的関係は座礁する．

　ところで，パターナリズムには医師の患者に対する権威ばかりでなく，医療に関係するすべての事柄に対する医師の権威が含意されていた．医療に関わる問題が起これば，それを解決するのはもっぱら医師である．医療技術の進歩は，この医師の権威を危うくした．実際にあった話を例としよう（香川 2000, 101-113）．人工腎臓が開発され，1962年シアトルのスウェーデン病院に人工透析器が設置される．しかし機械もベッド数もわずかであり，この高度医療を受け

---

3) 生命の尊厳は Sanctity of Life であり，生き方の質は Quality of Life である．前者は生命の神聖性，後者は生命の質あるいは人生の質とも翻訳される．本書では文脈に応じて訳語を当てることにする．

4) World Health Organization のホームページで，Governance of WHO から Basic Documents で Constitution（憲章）を参照．ちなみに原文は次の通りである．Health is a state of complete physical, mental and social well-being and not merely the absence of disease or infirmity. これに対して第52回総会で，次の改正案が提出されたが採決にいたらなかった．Health is a *dynamic* state of complete physical, mental, *spiritual* and social well-being and not merely the absence of disease or infirmity.

られる患者はごく少数に限られた．では，誰が治療を受け生き残ることができ，誰が治療を受けられず死ぬことになるのか．透析治療に医学的に適応する患者を決めることは，もっぱら医師の役割である．しかし，医学的見地からのみで患者を絞り込むことは不可能である．ここで，医療の場における医師の権威は挫折せざるを得ない．高度医療技術の発展は，そのような場面をいたるところに作り出したのである．

ちなみに，スウェーデン病院が属する郡医師会がとった方法はこうである．ボランティアによる市民からなる委員会を設置し，患者の年齢，性別，扶養者の数，収入，教育水準，仕事の業績と将来性などを考慮して，透析治療を受ける患者を選別したのである．これはこれで批判の的になった．なぜなら，生か死か，これを決めるのはもっぱら神のみであると，人々は考えたからである．委員会はその役割を不当にも演じた神様委員会であると激しく非難された．

以上，ヒポクラテス的な医療倫理のルールの特徴と限界を見てきた．特徴を一言でまとめるなら，医師のパターナリズム的善行と権威のみを当てにしているという点である．その限界は患者からの視点が欠如している点である．例にあげた父子関係を思い出して欲しい．そこに最初から限界点は見えていた．誰もが子供の頃に両親の横暴に対して腹立たしく思った経験があるはずである．いくら子供といえども，自分の人生に関わることだから，子供は子供なりに将来に関する自分の意見を主張し，それを聞いてもらいたいのである．医療の場においても，ことは同じである．患者の生命のことなのだから，いくら医学に無知であるとしても，患者は治療決定の場に参加し，最終的に自分自身で治療を決断することが大切である．患者を治療決定の場から追放するのは誤りである．これは，ルールの特徴から理論的に言えることである．

患者からの視点の欠如という医療倫理の限界は，パターナリズムが持つ理論的な限界である．そして，その限界を現実に先鋭化させたのが，人体実験の横行，医療技術の高度発展という歴史的要因であった．これらの歴史的要因の社会的背景を少し具体的に述べておく．

1940年代から，アメリカでは政府による医学研究の援助金が増大していく．この傾向は，60年代のアポロ計画の時期を除いてずっと続き，70年代にはニクソン政権のもとで，病苦と貧困撲滅を目指して研究費はさらに急増した．こ

のような政策上の医学研究費の急増を背景に，業績と栄誉を求める不当な人体実験が横行していったのである．しかし，研究費の増大は負の側面ばかりではなく，高度医療技術やバイオテクノロジーの急激な発展を促すことにもつながった．そして，それが治療方法の選択肢を増やすとともに，これまでにない決断を患者に求めるような状況を生じさせたのである．

2 自律を尊重すること

この節では，ヒポクラテス流の医療倫理の限界を生命医学倫理がどのように超えようとしたのかを明らかにする．まずは両者の違いを明らかにするために，それぞれのルールにおける原理を対照表にしてみよう（表1）．生命医学倫理のルールの四つの原理は，ビーチャムとチルドレスが『生命医学倫理』(Beauchamp 1989) で提示したものである．この四つの原理は生命医学倫理の領域において広く通用している．

表1 医療倫理と生命医学倫理の対照

	医療倫理	⇒	生命医学倫理
ルール原理	×		自律尊重
	善行	=	善行
	無危害	=	無危害
	公正	=	公正
医師患者関係	パターナリズム	⇒	消費者モデル

対照表（表1）から分かるように，医療倫理と生命医学倫理の違いは，**自律尊重原理**が新たに加わったことと，パターナリズムが**消費者モデル**に変わった点である．すなわち医療倫理の限界である患者からの視点の欠如が自律尊重の原理によって乗り越えられ，それに伴って医師患者関係がパターナリズムから

消費者モデルに変更されたのである．自律尊重，消費者モデルの順に見ていこう．

その前に，なぜ医療倫理が生命医学倫理という名前になったのかを確認しておく．医療倫理をその限界へと押しやったのは，高度医療技術である．高度医療技術は，20世紀に入って発展してきた分子生物学や遺伝子学などによるバイオテクノロジー（生命工学）を背景にもつ．バイオテクノロジーと医学が共同することで，従来と全く違った生命医学が誕生する．生命医学は新たな道徳的ジレンマを提供し，それを解決する新たなルールが求められ，それを考察する倫理学が生命医学倫理と呼ばれるようになったのである．

自律とは何か．簡潔に答えれば，自律とは自分のことは自分で決断する，ということである．これは自己決定権とも言われ，特に患者に関して言えば，患者は自分に対する医療行為を自分で決断することができるという権利のことである．

では，なぜ自律は尊重されなければならないのか．子供であっても，自分のことがすべて両親によって決められたら，とても不快に思う．それどころか，時と場合によっては，両親に怒りを覚えたりもする．それが大人であればなおさらのことである．なぜ私たちはそのように不快になったり，怒ったりするのか．それは，私の存在構造からくる．「私がある」とは「私が私である」ということである．この自己同一性は不断の決断から成立している．すなわち，私とは日々下す決断の総体である．したがって，決断とは私の存在要件である．さらに，その都度の決断によって私は他ではなく特定の私を未来に向けて決断する．ここに私が決して他とはなりえない唯一性がある．決断とは唯一性の要件である．さて，私が未来の私を自分自身で決断しないということは，私は私ではない他を生きていることになる．これは自己同一性の亀裂であり，それは私にとって不幸である．幸福とは「私が私である」という自己確信に根ざす心境だからである．したがって，決断とは幸福の要件である．このように私の存在構造という深層から，自律は尊重されなければならない．

では，なぜ患者の自律の尊重ということが強調されるようになったのか．その歴史的な背景を見ておこう．1950年代にアメリカでは，キング牧師らを中心に人種差別撤廃を求める運動が盛んになった．それは黒人をはじめ有色人種

にアメリカ国民としての全く平等な権利を認める公民権法（1964年）に結実した．これを契機に，社会的な弱者が自らの権利を求める運動，たとえば女性解放運動や消費者運動などが起こる．これは従来の伝統的な権威に対する抵抗運動であった．さらに，その頃著しい発展を見せていた科学技術が必ずしも人々に幸福を与えるものではないということが露見する．生命医学も同様であり，そのため医師の権威は弱まり，消費者運動と共に患者の権利が意識されるようになる．それは1973年にアメリカ病院協会の**「患者の権利章典」**となって明確な形をとる．そして，1981年には，世界医師会が**「患者の権利に関するWMAリスボン宣言」**を採択する．それらのなかで，患者の権利として自己決定権すなわち自律の尊重が明言されたのである．

　さて，アメリカでは消費者運動と患者の権利をめぐる問題が深く交差した．ケネディの教書（1962年）によれば，消費者は四つの権利を持つ．安全である権利，知る権利，選ぶ権利，意見を反映させる権利である．これに重ね合わせることで，患者の権利というものが現れてくる．つまり，患者は自らの治療法を知り，選び，意見を反映し，安全を求める権利がある．ここで，医療者と患者との関係がサービス提供者とその消費者という関係に変化する．この関係では消費者が基点であり，医療者は単にそれに応じる者となる．かつての医師患者関係が父子のパターナリズム的権威関係という縦の関係であったものが，横の関係になった．いや，それ以上に，イメージ的には権威的上下関係が反転したというべきかも知れない（図5）．たとえば，最近では患者を「患者さん」ではなく「患者様」と呼ぶことに，それが現れているのではないか．

　以上のことから，生命医学倫理という生命倫理学をアメリカにおいて始まった社会的弱者を救う権利運動のひとつであるとみなし（米本1988），それを患者の人権運動として積極的に肯定する見方がある（木村1987, 11）．確かに，患者の権利は十分に尊重されるべきである．しかし，患者の自己決定権すなわち自律を尊重することは上のような消費者関係とならざるを得ないのだろうか．医療者の権威は全く不必要なものなのだろうか．これについては，後で吟味する（本書170-171頁参照）．

図5 医療者と患者の関係

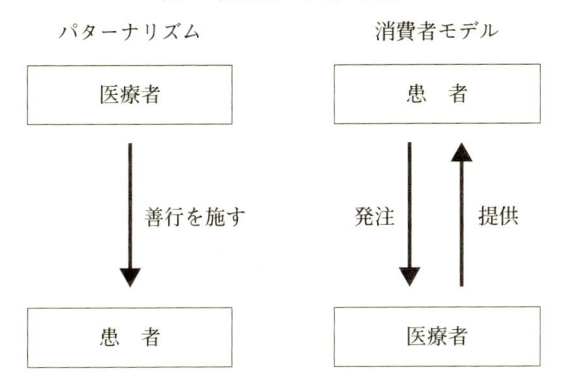

```
    パターナリズム              消費者モデル
   ┌──────────┐              ┌──────────┐
   │  医療者  │              │  患 者   │
   └──────────┘              └──────────┘
        │                      │      ▲
        │善行を施す          発注│      │提供
        ▼                      ▼      │
   ┌──────────┐              ┌──────────┐
   │  患 者   │              │  医療者  │
   └──────────┘              └──────────┘
```

3 インフォームド・コンセント

患者の自律を尊重するには，患者に治療の説明をし（インフォームド informed）同意（コンセント consent）を得る必要がある．インフォームド・コンセント（Informed Consent）は患者の自律を尊重する欠くことのできない前提条件である．この節では，インフォームド・コンセント（IC）を成り立たせている下記の五つの要素（Beauchamp 1987, 92）について考察する．

〈IC の五つの要素〉
① 患者に情報を開示すること（情報開示）
② 患者が情報を理解すること（理解）
③ 患者に理解し同意する能力があること（有能性）
④ 患者が理解し同意する際に自発的であること（自発性）
⑤ 患者が同意すること（同意）

情報開示はどこまでなされる必要があるのか．言い換えれば，どこまでなされると情報開示は十分な開示と言われることになるのか，その基準は何か，ということである．これにはおおよそ次の三つの基準がある（Beauchamp 1989,

102-106)．一つは，平均的医療者が同意を求める医療に関して必要と考えることが開示されたとき，その開示は十分な開示であると考える立場がある．これは医療者を基準としている．もう一つは，平均的な理性的人間が同意を与えるのに必要と考えるだろうことが開示されたとき，という立場である．これは理性的人間を基準としている．最後は，情報を開示される当の患者が同意を与えるために個人的に必要と思われることが開示されたとき，という立場である．これは患者の主観を基準としている．

医療者基準では，たとえ患者の同意が得られたとしても，そのICは十分なICとは言えない．なぜなら，ICが目指している理念は患者の自律の尊重であるにもかかわらず，ここでは，「患者にとって必要な」という患者からの視点が欠けているからである．同意を目指すということで，表向き患者からの視点が考慮されているかのように見えるが，その背後に患者に対する医療者のパターナリズム的な態度が隠れている可能性がある．さらに悪いことには，医療訴訟に対して身を守るために，とにかく患者の同意さえ得ておけばいいのだといった医療者の態度が隠れていたりする．これでは，患者の自律が尊重されているとは全く言えない．

理性的人間基準において問題となる点は，平均的な人間が必要と考えることを推測しなければならない点である．推測である以上，推測されたことが当の患者にとって必要な情報である場合もあるし，そうでない場合もある．当の患者にとって必要な情報であれば，それは確かに十分な情報開示であり，十分なICであると言える．しかし，そうでない場合，それは十分な情報開示ではありえず，自律を尊重したことにはならない．それにもかかわらず，理性的人間基準では，後者の場合も十分な開示とされてしまう．したがって，理性的人間基準は医療者基準が患者からの視点を欠如しているのに対して，それを取り入れている点で評価できるが，その取り入れ方は十分とは言えない．

ちなみに，2003年，厚生労働省は**「診療情報の提供等に関する指針」**[5]を発表しているが，そこで述べられている「診療中の患者に対して説明すべきこと」の次のリストは，合理的人間基準に基づくものであると考えられる．

---

5) 厚生労働省ホームページ参照．

〈IC で説明すべきこと〉
① 現在の病状及び診断名
② 予後
③ 処置及び治療の方針
④ 処方する薬剤について，薬剤名，服用方法，効能及び特に注意を要する副作用
⑤ 代替的治療法がある場合には，その内容及び利害損失（患者が負担すべき費用が大きく異なる場合には，それぞれの場合の費用を含む）
⑥ 手術や侵襲的な検査を行う場合には，その概要（執刀者及び助手の氏名を含む），危険性，実施しない場合の危険性及び合併症の有無
⑦ 治療目的以外に，臨床試験や研究などの他の目的も有する場合には，その旨及び目的の内容

　さて，患者の**主観的基準**ではまさに当の患者の視点が取り入れられているので，十分な情報開示であり，十分に患者の自律が尊重される．しかし，一体何が当の患者にとって必要な情報なのかを，医療者はどのように知ることができるのだろうか．それは対話のなかでしか見出せない．それも患者が質問して医療者が答えるといった一方的なものではありえない．医療者はまず医療者基準から治療に必要なことを説明し，それに加えて平均的な理性的人間が同意に必要であると考えることを説明する．それに対して当の患者が自分にとって必要な情報を求めて質問する．質問に対して医療者は医療者基準や平均的人間基準でもって，先に説明しなかった情報を開示する．あるいは当の患者が質問で何を求めているのかを推測して答えるか，あるいはそれをよりよく知るために患者に問い返す．このような双方向の対話が繰り返されるなかで，当の患者にとって必要十分な情報が開示される．したがって，医療者基準や平均的な理性的人間基準は不必要なのではなく，患者の主観的基準を中心にして，互いに補い合うものなのである．

　なぜ情報開示は対話的になされるべきなのか．情報開示は同意のためであるが，同意が関わるのは単に医療をめぐることだけではないからである．患者が

医療に対して同意するのは医療の医学的側面からだけではなく，その医療全体が自分の生活計画のなかで持つ位置づけによるのである．したがって，情報開示において医療者は医療的側面だけではなく，当の患者の人生観や価値観にも配慮しなければならず，それらを理解するには不断の対話しかないのである．

　患者が情報を理解するとは，同意が求められている治療に関して医療者並に正確に理解するということではない．医学的理解は必要だが，それは医療全体が自分の健康や生活設計全体のなかでどのような位置づけをもつかを決めるのに必要な限りにおいて，なのである．したがって，理解のポイントは医療全体を自分の人生観や価値観のなかに位置づける，ということである．そして，この位置づけることにおいて，治療が同意されたり拒否されたりするのである．それゆえ，IC の構成要素で求められている理解し同意する能力とは，医学的専門知識を正確に理解する能力ではなく，医療全体を自分の価値体系のなかに，簡単に言うなら，自分の生活のなかに**位置づける能力**である．

　また，生活において私たちはあらゆることに理解を持っているわけではない．それでも，私たちは生活のなかに自分を位置づけて生きている．それゆえ，高度な理解能力やあらゆることに対する理解能力が求められているのではない．ならば，知的障害者や精神障害者は理解力や判断力を欠如しているとの理由でIC を受ける資格がないと一般的には見なされそうだが，原則的にはそうではない．また，未成年者も同じ理由で IC を受ける資格がないと一般的に見なされるが，原則的にはそうではない．むしろ，ほとんどの人に IC を受ける資格はあり，患者の自律尊重原理からすれば，例外はかなり限られるべきである．

　同意が自発的であるとは，患者が情報を理解し同意するに際して，他から同意を強制されないということである．医療者は同意を得ようと情報を操作して誘導してはならない．医療者は自分の実施したい治療が拒否されないように，その治療の危険性や副作用を十分に説明しなかったり，他の治療法について説明しなかったりすることは認められない．

　ある治療への同意を誘導するのは医療者だけではない．患者の家族や社会が同意への暗黙の圧力になる場合がある．たとえば，女性は子供を産むのが当然であるとした考えが根底にある社会では，不妊の女性は不妊治療を受けざるを得ないような心的圧力を暗に受けることになりかねない．それゆえ，医療者は

患者の同意に暗黙の誘導や圧力が働いていないかどうかを見極めなければならない．

患者が同意するとは，患者が自らの身体に対して治療する権限を医療者に委任するということである．医療者はその権限が委任された範囲でしか治療行為は認められない．ここで，フェイドンらが指摘しているように，同意について二つのレベルを分けておくことが重要である（Faden 1986, 222-232）．**自律的な権限委任**としての同意と**法的に有効な権限委任**としての同意である．この区別は未成年者を例にすると分かりやすい．ある程度の理解力と判断力のある未成年者であるなら，彼ら／彼女らは自律的権限委任をなすことはできるのであり，それゆえ情報開示はなされるべきである．しかし，その権限委任は未成年者であるがゆえに，法的に有効なものとはならない．法的有効性がないのは，理解力と判断力が法的に十全ではないからである．

この区別から得られる重要な点は，未成年者だからといって情報開示をしなくてもよいということにはならないということである．すなわち，未成年者の場合，親権者あるいは代理人の同意だけではなく，未成年者本人の同意もやはり必要なのである．運動会を間近にひかえた子供が怪我をした．この治療をすると運動会には出られなくなってしまう．それを親だけに知らせ，親がその治療に同意したとする．そのことを後になって子供が知る．これはやはり許されることではない．以上のことは，知的障害者や精神障害者にも妥当する．ICは法的な問題にとどまるのではなく，その本質はあくまでも当の患者の自律を尊重することにある．

最後に，ICに反対する意見を見ておく．ICをめぐる反対論として，水野は次の五つを挙げている（水野 1990, 117-120）．

〈IC反対論〉
① 患者は治療上の危険は知りたくないのではないか．
② 説明しても情報を理解できない患者がいる．
③ 患者に自己決定権をあたえても，患者は医師の提示する治療を受けるので無意味だ．
④ 患者に与える情報によっては，患者がショックを受けて不利益な結果を

もたらす．
⑤　インフォームド・コンセントをしていると時間がかかりすぎる．

　反対論①と④については，次の節で述べることにし，残りの反対論について考えてみる．反対論②については，理解を正確な医学的理解という意味で受け取るなら，医療者ではない患者がそのような理解を持ち得ないのは当然のことである．しかし，ICで求められている理解力とは，上で述べたように，生活のなかに医療全体を位置づける能力のことである．したがって，正確な医学的理解ができないことを根拠に，ICを実施しなくてもよいということにはならない．さらに批判すべき点は，位置づける能力さえも全くない患者も確かにいるが，ある患者に理解能力が全くないからといって，ICはすべての患者に対して不必要であるということにはならない．

　反対論③は，言い換えれば，ICを実施しても結局，施す治療は同じであるという反対論である．しかし，ICにおいて重要な点は，同意を得た結果（治療）ではなく，患者に説明をし同意を得るという過程なのである．反対論③は，ICを実施する理念が患者の自律を尊重すること自体にあることを忘れている．

　反対論⑤は，時間がかかるから，ICは実施しなくてもいい，あるいは実施できないという反対論である．しかし，反対論⑤から主張できることは，むしろ逆のことである．ICの実施には十分な時間が必要である．それゆえ，3分診療を余儀なくされている今の医療制度を改善しなければならない，と主張すべきである．時間のないことと患者の自律の尊重とを比較すれば，当然後者のほうが重要である．なぜなら，自律とは私が私である存在要件であり，それを否定することは私が私でなくなることだからである．改善すべきは前者の方なのである．

4　パターナリズム

　ICを得ない治療行為はパターナリズムである．患者の自律尊重からすれば，原則的にはパターナリズムは認められない．しかし，表2のような例外はある．この節では，パターナリズムが認められる例外について考察する．

表2 許容されるパターナリズム

	患者にICの資格がある場合	患者にICの資格がない場合
	強いパターナリズム	弱いパターナリズム
許容可能	①緊急事態 ②治療上の特権 ③権利放棄	①指示書 ②代理人 ③最大利益の推測

　患者にICを受ける資格がある場合，すなわち理解し同意する能力がある場合，それにもかかわらずICを得ずに医療行為することは**強いパターナリズム**と呼ばれる．強いパターナリズムは，**緊急事態**，**治療上の特権**，**権利放棄**の三つの場合には許容される．

　緊急事態とは，生命の危険が切迫していてICを実施している余裕がない場合である．しかし，緊急事態であれば，いかなる場合でも強いパターナリズムが許されるというわけではない．緊急事態における強いパターナリズムが許容されるのは，治療が実施された後で，患者からICが得られることが確実である場合に限られる．しかし，それはあくまでも推測である以上，事後的ICが得られないかもしれない．したがって，医療者は十全なICを得られなくとも，最低限の説明と同意は取り付けるべきである．また，患者は自分の望まない治療が実施される可能性もあるのだから，緊急事態にそなえて予め治療に関する指示書を作成しておくなり，代理人に話しておいた方がよいと考えられる．

　治療上の特権とは，ICの実施が患者にとって不利益になる場合である．たとえば，患者に病名を告げることによって，患者が治療をうける意思をなくしたり，最悪の場合には希望を失って自殺をしたりすることが予測されるとき，ICの実施よりは治療が優先されて強いパターナリズムが許容される．この考え方は，先に述べたICをめぐる反対論④にあたり，反対論④は無危害原理に基づいて正当であるかのように思える．しかし，治療上の特権であっても，いつも認められるわけではない．それが認められるのは，ICの実施が患者に与

える不利益が重大であることがかなり確実である場合だけである．そのときだけ，治療上の特権という無危害原理が患者の自律尊重原理に優先するのである．なぜなら，治療上の特権の乱用は，患者の自律を大きく傷つけることになるからである．

治療上の特権について上で言われたことを，癌告知を例にして考えてみよう．癌告知は患者に大きなショックを与える．しかし，それを乗り越えて積極的に治療を受け，残りの時間を悔いのないように生きようとする可能性は十分にある．自律の可能性がある以上，決してそれを奪ってはならない．自律とは私が私である存在要件なのだから，自律の尊重が第一に尊重されなければならない．したがって，患者の受けるショックを理由に，癌患者の誰に対しても告知をしないということは，自律の可能性を無視することであり，決して許容されることではない．ところが，患者のショックがあまりにも著しく，患者が自殺する可能性がかなり高いときなどには，その患者に対してはやはり告知をすべきではない．なぜなら，第一に尊重されるべき自律そのものが，そこでは不可能になる地点だからである．

権利放棄とは，患者が自発的に IC を拒否し，医療者にすべてを任せてしまう場合である．これは**知らないでいる権利**と呼ばれたりするが，究極的には，自己決定の権利放棄すなわち自律の放棄ということである．これが許容される前提条件として次の三つが考えられる．一つは，もともと患者が自律的であること，次に，権利放棄が自律的になされること，最後に，患者と医療者とに深い信頼関係が築かれていること，である．そして，これらの条件を満たすのは，自律の部分的な放棄であって，全面的な放棄ではないだろう．

自律の全面的放棄は全く許容できない．その根本的な理由は，自律が私であることの存在要件である以上，自律を全面的に放棄すると，私が私でなくなるからである．実質的な理由は，自律を全面的に放棄すると，深い信頼関係は築けず，有効な治療が施せなくなるからである．このことは，初めて来院した患者が，先生のことを信頼するから，説明など一切いらない，とにかく治してくれと述べた場面を想像すれば分かりやすい．これでは，自律の放棄がいくら自律的だからといっても，その自律を尊重して，信頼関係もないのに，医療者が全く好き勝手に治療を施すことなどできることではない．

では，患者と医師との間に深い信頼関係がすでにある場合はどうだろうか．それでも，自律の全面的放棄は全く許容できないだろう．医療者が一方的に治療を施すことは現実的にはかなり不可能である．治療には患者の協力がなければならず，そのためには治療の方針や目的について患者はある程度理解し同意をしているのでなければならない．部分的なICに基づく部分的な自律がそこになくてはならない．このことは，深い信頼関係にある医師が詳細に治療方針について説明をしている最中に，信頼しているから，それ以上の説明はいい，早く治るなら多少痛くても，その治療でやってくれと，患者が述べた場合を想像すれば分かりやすい．ここでは，深い信頼関係のなかで，自律的な患者が自律の部分的な放棄を自律的になしている．このような放棄は許容されると思われる．それに応じて，知らないでいる権利もすべてを知らないでいる権利ではなく，ある部分を知らないでいる権利であると考えられる．しかし，この部分的放棄も，私は私であるという自律の根本を部分的ではあるが傷つけていることには変わりなく，許容されるとしても望ましいことではないだろう．

　ところで，日本においては，医療者にすべて任せてしまうという場合が多々見られるようだが，これは上で述べた自律的な権利放棄というものとは異なっているのではないだろうか．土居 (1971) や河合 (1976) が指摘しているように，日本では母なるものへの甘えという精神構造が根底にあり，自律的なICの放棄ではなく，最初から没自律的な信頼関係に落ち込んでいたりする．自律がある上で，なおかつそれを放棄するということになっていない．これでは，患者にとっても医療者にとっても不幸な結果を招きかねない．たとえば，医療上の不都合が偶然にも起こったとき，患者も医療者もそれを最後まで主体的に引き受けることができず，互いに信頼していたのに裏切られたという憎悪に囚われてしまうかもしれない[6]．

　患者にICの資格がない場合になされる医療行為は**弱いパターナリズム**と呼ばれる．弱いパターナリズムは，患者にICの資格がそもそもないのだから，すべてが認められるように思われるが，そうではない．認められるには，何ら

---

[6] これは日本人の精神構造が甘えや母性的であることの否定的な側面である．しかし肯定的な側面も当然あるのであり，甘えや母性的であることを自律に対立させて全面的に否定する必要は必ずしもないと思われる．

かの形でICを得ているのでなければならない．それは，表2にあるように，**指示書，代理人，最大利益の推測**である．

　指示書とは，患者が事前に治療の方針を示した文書である．これによって間接的に患者のICが得られた場合には，弱いパターナリズムは許容される．それは，間接的であっても自律が尊重されているからである．この場合の問題点は，指示書が作成された時点と実際に患者が医療行為を受ける時点の時間的ずれである．患者の気持ちが変わっているかもしれないし，また，医療技術がかなり進歩していて医療環境が全く違っているかもしれないからである．この問題を回避するには，指示書を定期的になるべく頻繁に書き改めることである．

　代理人によって間接的にICが得られる場合には，弱いパターナリズムは許容される．代理人は親族であるか，法的に指定された代理人や国・行政機関である．代理人は自分の考えを排除して，患者の最大の利益を推定しなければならない．そうでなければ，患者の自律を尊重したことにはならないからである．

　この場合の問題点は，推定された最大利益が本当に患者にとっての最大利益であるとする保証はどこにあるのか，ということである．ここには，他者を本当に理解することが可能なのかという哲学的な難問が潜んでいる．しかし哲学的な議論を持ち出さなくとも，他者の立場に立つということがどんなに難しいことかを，私たちは日常的によく知っている．それゆえ代理人による間接的ICは不必要である，あるいは有効ではないと主張したくなる．ここで対象となっている患者が，IC資格のない，すなわち理解し同意する能力のない患者であってみれば，なおさらそのように主張したくなる．しかしこの主張は全く間違っている．代理を必要とする患者の情報をできる限り集め，それに基づいて患者の最大利益を推定し，たとえそれが蓋然的であるとしても，それでもって患者の自律を尊重するのでなければならない．自律の尊重はそれほど重いのである．

　また，患者が単に未成年者であるという理由だけで代理人が必要となる場合には，特に注意が必要である．自分たちは代理人だからという理由で，子供の最大利益を両親が一方的に推定してはならない．子供には子供なりの理解と同意の能力があるからである．それゆえ，子供と徹底的に対話することが必要である．そして，その対話のなかで子供にとっての最大利益を子供と共に決定す

るのでなければならない．子供に代理が必要なのは，子供に代わって自己決定するためではなく，子供の自律的な IC を法的に有効とするためである．このことを忘れてはならない（本書 31 頁参照）．

　さらなる問題は，国や行政機関は患者個人の利益よりも，国民全体の利益を優先する傾向が強いという点である．しかし，個人の自律の尊重が公共の福祉の名のもとで，簡単に乗り越えられてはならない．自律の尊重はかなり高いハードルであり，それを乗り越えるとすれば必要で十分な根拠が提示されなければならない．

もっと知りたい人のための読書案内

1. トム・L・ビーチャム／ジェイムズ・F・チルドレス『生命医学倫理』（第 3 版），永安幸正／立木教夫（監訳），成文堂，1997 年.
　——今では生命倫理学の研究分野で基本となっている自律尊重，無危害，仁恵（善行），公正（正義）の四つの原理を提言し，それらの有効性に関して詳細に検討したもの．検討された諸事例の詳細が付録にあり，生命倫理学において問題となった事件について知ることができる．
2. ルース・R・フェイドン／トム・L・ビーチャム『インフォームド・コンセント——患者の選択』，酒井忠昭／秦洋一（訳），みすず書房，1994 年.
　——インフォームド・コンセントとは何かをめぐって，歴史，哲学，心理学，法学のさまざまな視点から分析し，インフォームド・コンセントの医療現場における有効性や必要性について考察したもの．このテーマについて考えるためには欠くことのできない文献である．

II 生命倫理学の争点

第3章 人工妊娠中絶

1 日本の現状

　日本では2000年に約34万件，2006年度には約28万件の人工妊娠中絶が実施されている[1]．全体的には年々減少傾向にあるが，これは決して少ない件数ではない．ちなみに20歳代の実施率は大きく変化していない．中絶の問題を考える前に，まずは日本における中絶の現状と中絶に関する法律について確認しておこう．

　中絶を規定している法律は二つある．一つは**刑法第29章「堕胎の罪」**である．中絶は刑法上「罪である」と明確に規定され，刑罰の対象とされている．罪に問われるのは中絶を受けた女性，中絶を実施した医療者，中絶を実施した非医療者である．妊娠の相手である男性は罪に問われない．たとえば，堕胎をした女子は1年以下の懲役に処せられる（第212条）．罪の被害者は胎児である．胎児の生命が奪われるのである．法の精神は生命の尊厳（SOL）という立場から生命への侵害を罪として禁止し処罰する．したがって，刑法が堕胎を罪とするのは胎児の生命を保護するためである．

　では，年間約30数万件もの中絶が実施されているのに，どうして中絶で罪に問われた人の話を耳にすることがないのだろうか．中絶に関するもう一つの法律がある．それは**母体保護法**である．この法律によって，以下の条件のもとで中絶が認められている．すなわち中絶は法的には「罪だけど罪に問われな

---

[1] 厚生労働省ホームページ「統計表データベースシステム」で，中絶に関するさまざまな統計データを見ることができる．

い」のである.

① 胎児が母体外で生育不可能な時期まで.
② 本人及び配偶者の同意が必要.
③ 身体的又は経済的理由で母体の健康を著しく損なうおそれがあるとき.
④ 強姦による妊娠の場合.

母体外で生育不可能な時期について，法律では明確な規定がないが，厚生労働省事務次官通達によれば「妊娠 21 週の末まで」となっている．配偶者の同意については，それが知れないときは本人の同意だけでよいとされる．つまり，妊娠 22 週未満で本人の同意があれば，③か④を理由に中絶が法的に許容されることになる．経済的理由を証明する書類を提出する必要はない．そのため，他の認められない中絶理由，たとえば「仕事のチャンスを逃したくない」「結婚にはまだ早い」「子供はまだ早い」などは，すべて経済的理由として中絶がなされる．それゆえ，母体保護法によって刑法「堕胎の罪」はまったく実質的効力を失っている．

さらに，確認しておくべきことがある．母体保護法は**優生保護法**が 1996 年に改正されたものである．上の四つの中絶要件以外に，優生保護法は，優生学上の見地から不良であると推定される胎児の中絶も認めていた．たとえば，本人もしくは配偶者が遺伝性精神病質や遺伝性身体疾患があるとき，生まれてくる子供もその可能性があるので，その場合は中絶が認められた．胎児の可能的障害を理由に中絶が認められたのである．しかし，これは，障害者は生きる価値がないというメッセージを社会に送ることになり，障害者差別を助長するとして，障害者団体から厳しい批判の声があがった．そこで，優生保護法の優生学的部分がすべて削除された．それが母体保護法である．

それゆえ，母体保護法の精神からすれば，胎児の障害を理由にする中絶は認められない．しかし，羊水検査などの出生前診断によって障害が見つかった胎児は，すべてではないが実際中絶されている．なぜそれが許されるのか．実質的には胎児の障害を理由とする中絶でも，表向きは母体の身体的経済的理由として中絶が可能だからである．これでは，優生保護法を改正した意味が全く損

なわれているので，経済的理由を削除すべきであるとの批判がある．また逆に，胎児の障害を理由に中絶できるように，胎児条項を法に明記したほうがよいとの意見もある．なぜなら，重度の障害を持って産まれてきた新生児が，治療法もなく苦しみぬいて数時間や数日後に亡くなるという痛ましい現実があり，他方，そのような障害を胎児の段階でかなり正確に知る診断法が現にあるからである．早い段階でそれを知り，早い段階で中絶したほうが胎児にとっても母体にとってもよいとも考えられる．その他のいろいろな観点から，胎児条項を認める立場がある．

母体保護法に対しては他にも数多くの批判がある．経済的理由は，あまりにも身勝手で安易な中絶をも認めてしまう抜け道になっているので削除すべきであるという意見や，それに対して母体保護法（中絶要件）など不要である，産む産まないは女性の権利であると，女性のリプロダクティブ・ライツを強調する人たちがいる．また，刑法「堕胎の罪」への批判もある．誰も中絶したくてしているのではない，悩んだ末の中絶であり，後悔の念や罪の意識に苛まれている．そのような女性に対して，中絶は罪である，貴方は罪人だと責めるのはあまりにも酷ではないか．そもそも，胎児の命を奪うことは刑法で規定されるような罪なのだろうかとする批判である．

2 中絶を認める／認めない理由は何か

中絶を認める立場を**プロチョイス**（Pro-choice），中絶を認めない立場を**プロライフ**（Pro-life）と呼ぶ．それぞれの立場の主張をここでは見ておこう．

中絶を全面的に認める代表的な考え方として人格論がある．人格論は次の形式を持つ．

X は人格を持つ，それゆえ X は生きる権利（生存権）を持つ．
X は人格を持たない，それゆえ X は生きる権利（生存権）を持たない．

では，人格とは何か．人格にもいろいろな定義がある．

厳密な人格　⇒　自己意識があること
　　社会的な人格　⇒　厳密な人格との社会役割的関係を持っていること

　さて，人格の厳密な定義に従えば，胎児は人格を持たず，それゆえ生存権を持たず，中絶が許されることになる．しかし，この定義では多くの人たちが人格を持たない者に分類されてしまう．それは産まれたばかりの新生児，自分が何をしているのか分からない重度の精神障害者，植物状態の患者，認知症の老人などである．この場合，彼ら／彼女らには人格そして生存権がないことになる．そうすると，嬰児殺しをはじめとして，彼ら／彼女らの安楽死が容易に認められることになるだろう．この立場を主張する代表者として，トゥーリー (Tooley 1972) やシンガー (Singer 1979) らが有名である．

　このような極論を避けるために，エンゲルハートは次のような考えを展開する (Engelhardt 1982)．彼ら／彼女らには，厳密な意味での人格はないが，あたかも人格があるかのように両親や周りの人たちから扱われる．この社会的な関わりの意味で彼ら／彼女らには社会的人格がある．したがって，彼らにも生存権がある．ところが，エンゲルハートは胎児にこの社会的人格を積極的に認めない立場をとる．胎児に関しては，人格論よりも有用性の立場である．たとえば，女性の自己決定権の尊重，女性と家族の便宜，人口政策などの有用性から中絶は決断されて良いとする．

　ここでは，エンゲルハートの主張の正確な理解が問題なのでない．エンゲルハート流に緩やかな人格定義に従えば，新生児やかなり妊娠後期の胎児には生存権が許容されることが確認されればよい．

　人格論は，胎児を中絶してもよいのかどうか，という問いに答えるものである．そうではない別の問い掛け方がある．胎児はいつから生存権を持つのだろうか．これは線引き問題と言われ，これにもいろいろな説がある．

　①人格論では生存権は自己意識の有無によって決められた．自己意識は脳の働きである．ならば脳波の出現とともに自己意識の可能性が生じるわけで，妊娠 26 週以降の胎児には生存権が認められる．②母体外で生育可能な胎児はひとりの人間として生存権が認められる．日本では 22 週未満では生育可能であると見なされない．③自己意識ではなくとも何らかの感受性が認められるなら

ば生存権がある．それは脳の発達がはじまる4週以降あるいは胎動が始まる12週以降である．④受胎（受精）の瞬間にひとりの人間の遺伝プログラムが成立するのだから，受精の瞬間から胎児は生存権を持つ．

　これらの考え方について少し補足しておく．

　①は脳機能の停止をもって人の死とする考えを胎児に応用したものであり，生と死の定義の整合性を重視している．これは脳死の章で考察する．

　②については，生育可能性の発生時期が各国でまちまちであること，また，その時期が技術進歩によって変化することから，それはおかしいとの批判がある．というのは，胎児の命の価値は国や時代とは無関係であるという考えが，批判の根底にあるからである．

　③については，感受性，たとえば痛みを感じることで胎児の生存権を認めるならば，痛みを感じる動物に対してもそうでなければならない．痛みを感じる胎児の生命を保護し，同様に痛みを感じる動物，たとえば豚や牛などを食することは不正である．これは人間中心主義であり種差別である，との批判がある．これについては，人間種に関する理論を他の動物種に適応するにはそれなりの理由が必要であるのに，その理由が明確ではない，また人間が他の種に比べて人間に対してより同情心を持つことがなぜ不正なのか，その理由が明確でないなど，検討すべきことがかなり多い．またすでに述べてあるように，本書では人間からの視点という立場を取っているので，この問題にはこれ以上言及しないことにする．

　④の考え方を代表するのはローマ・カトリック教会である．この考え方に従うと，中絶は全く認められない．中絶しなければ母体が死んでしまう状態のときでも，教会は中絶を教義上認めない．母親の生命と子供の生命を天秤にかけることはできないというのが，教会の主張である．しかし，両者が死んでもかまわないと主張しているわけではない．子宮癌の妊婦を例にとってみよう．二重結果の原則から，子宮を摘出することで母体の命を救うことは許される．なぜなら，子宮の摘出は胎児の死を直接意図したわけではなく，母体の命を救うための手段であり，胎児の死はその結果に過ぎないからである．すなわち，胎児の死は決して意図されていたのではないのである．

　以上で，中絶をめぐるさまざまな考え方をみてきた．何を基準にするのかで，

中絶が許容される時期が変化する．それを分かりやすくするために図にしておこう（図6）．

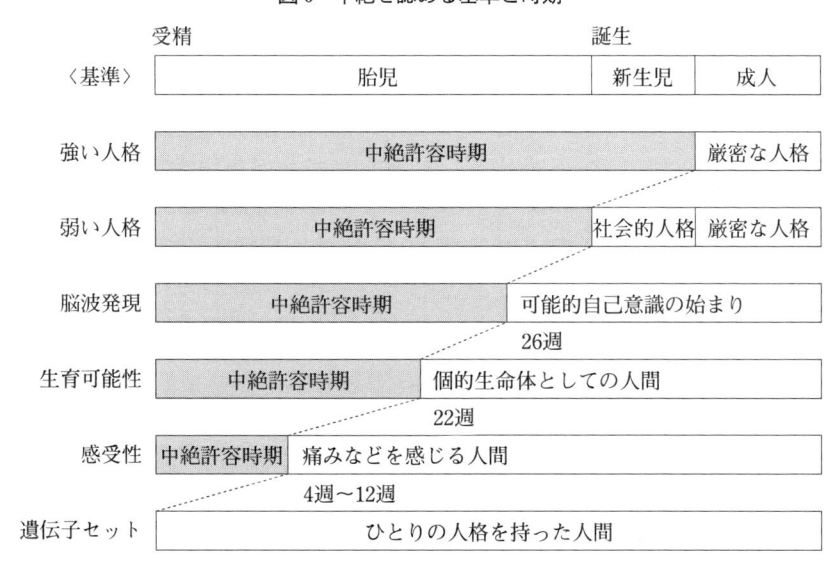

図6　中絶を認める基準と時期

〈基準〉	受精　　　　　　　　　　　　　　　　　誕生		
	胎児	新生児	成人
強い人格	中絶許容時期		厳密な人格
弱い人格	中絶許容時期	社会的人格	厳密な人格
脳波発現	中絶許容時期	可能的自己意識の始まり	
		26週	
生育可能性	中絶許容時期	個的生命体としての人間	
		22週	
感受性	中絶許容時期	痛みなどを感じる人間	
		4週〜12週	
遺伝子セット	ひとりの人格を持った人間		

3　潜在的人格である胎児とは何か

　ローマ・カトリック教会とは別の論拠で，胎児の中絶を全面的に否定する考えがある．それは潜在論と呼ばれる．潜在論とは，胎児は人格ではないとしても，人格になる潜在的能力を有しているのだから，胎児は生存権を持ち，胎児の中絶は認められない，という考え方である．これへの反論は強く，潜在論は現在では意味のない議論であるとみなされている[2]．この節では，その反論を吟味し，潜在論のもつ積極的な意味を考察する．

　潜在論への反論の一つには，少年ブッシュはアメリカ大統領になる可能性を持つが，現実のアメリカ大統領の持つ権利を持つわけではない，というものが

---

2) 潜在論に関しては，Engelhardt 1982, Feinberg 1980, Thomson 1971, 村松 2001 を参照．

ある．しかし，この反論はまず類比が成り立っていない．少年ブッシュは必ずしもアメリカ大統領になるわけではない．それに対して，胎児は必ず人格を持った成人となるからである．

そこで，さらに次のような反論が出される．チャールズ皇太子はイギリス国王になる可能性を持つが，現在のエリザベス女王が持つ権利を持つわけではない．確かに，皇太子と国王の可能的関係は胎児と成人の可能的関係に類似している．しかし，この反論も反論にはなっていない．チャールズ皇太子を国王と呼ぶことはできないが，それに比べて胎児を人間と呼ぶことにはあまり違和感がない．理由は次の通りである．国王とは社会的な地位であって，チャールズ皇太子の本質に属するものではない．将来持つことになる社会的属性にしか過ぎない．それに対して，ひとりの人格的人間となる可能性は胚の本質に属する．その可能性を胚から除けば，胚は胚と呼べなくなる．言い換えれば，チャールズ皇太子は国王になる<u>可能性を持っている</u>に過ぎず，それに対して，胚は人格的人間になる<u>可能性を存在している</u>．それゆえ，潜在論の立場からすれば，胚は人格的人間であると違和感なく言えるのである．これは，命名はより優勢的なるものからなされる（a potiori fit denominatio）という原則からも正当化される．

潜在論への反論をさらに別の角度から考察してみよう．今一度分かりやすくするために，次のような例を取り上げてみよう．子供は大人になる可能性を持つが，大人の持つ権利を持つわけではない．確かに，子供は大人になるからといって投票権があるわけではない．しかし，ここで問題となっている権利は生存権である．子供が大人になる可能性の有無には関係なく，子供には生存権があるのである．もともと子供はひとりの人格的人間なのだから．少年ブッシュにしてもチャールズ皇太子にしてみても，同じことである．潜在論への反論者は，最初から胚に生存権を認めておらず，上で述べた，胚が人格的人間になる可能性の存在論的な意味を最初から見損なっているのである．

さて，潜在論から導き出せるのは，消極的な意味での胚の生存権ではなく，積極的な生存権である．すなわち，成人の生存権から成人になる潜在性を媒介にして二次的に分与される消極的生存権ではなく，胚が人格の潜在性を本質存在としていることによる自体的な積極的生存権である．これは，カトリック教

会の立場と同じだろうか．胚がひとりの人格的人間であるという主張に関しては確かに同じである．しかし，中絶に関してはそうではない．カトリック教会は中絶を決して認めない．それに対して，新たに理解された潜在論からすれば，中絶はある程度容認される．なぜなら，胚が受精の瞬間から人格的人間であるのは本質上そうなのであって，完全現実態としてそうなのではない．胚は完全な人格的人間となる途上にある．胚はまだ可能的人格に留まっている．それゆえ，その可能性が実現されている程度に応じて中絶は許容される，と考えられる．

しかし，ここで注意しておかなければならない．胚は本質上あくまでもひとりの人格的人間である．それゆえ，胚や胎児の生命の尊重は本質上欠くことのできない大原則である．これまで述べてきた立場の誰もが，実はこのことを暗に認めている．強い人格論を取る人でも，理由なく嬰児を殺害していいとは考えていない．重度の障害があるなら，そのため背負うことになる家族の負担が深刻であるなら，嬰児殺害も許容されると主張しているにすぎない．胚や胎児は人格がないから，いつでも中絶が許されると述べているわけではない．もし理由があるなら，ある時期以内であれば中絶は容認せざるを得ないと主張しているのである．これが，中絶は「罪であるが罪に問われない」ということの積極的な意味である．したがって，中絶問題での問い掛けは，ただ単に中絶は認められるか認められないかではなく，次のようであるべきだろう．いつまでに，いかなる理由があれば，胚や胎児の生命の尊厳というハードルは中絶によって乗り越えられるのか．

4　産む／産まないは女性の権利か

個人は自らの生命・身体を自由に扱う権利を持つ．妊娠は女性の体内で起こることである．したがって，妊娠を継続するかしないかは，女性の自己決定権に属することである．それゆえ，法律によって中絶を禁止することは，女性に子供を出産するように強制することであり，女性の自らの身体に対する自己決定権を侵害することである．——ここでは，フェミニストが主張するこうしたリプロダクティブ・ライツ（reproductive rights）の立場について検討する．

中絶は女性の自己決定権であるとの主張に対して，すぐに思いつく反論がある．胎児は女性が自由にできる所有物ではない．私たちは所有している本を古本屋に売ったり，捨てたりすることは許される．しかしペットに対してはそうすることができない．確かに，ペットを他者に譲ることはできるが，ペットを身勝手に殺すことは許されない．私たちはペットを所有しているのではなく飼っているのである．明らかに，胎児は本でもペットでもない．胎児は母体内で所有されているわけでも，飼われているわけでもなく，生きているのである．したがって，その生命は尊重されるべきであり，女性の自己決定権に吸収されるものではない．これが一般的な道徳感情だろう．

しかし，これに対してリプロダクティブ・ライツの論者たちはこう反論する．確かに胎児は所有されているのではなく，母体内で生きている．しかし，胎児は母体がなければ存在し得ないのだから，他者として女性に対するものではなく，女性の身体そのものである．したがって，産む／産まないは女性の権利である，と．しかし，潜在論あるいは受精卵はひとりの人間である遺伝子セットであるとの立場からすれば，胎児は生存権を持つ．胎児は生存権を主張する権利主体として明らかに女性に対する他者そのものである．そして，人の生存権は人の自己決定権を上回るのだから，女性の自己決定権よりも胎児の生存権が尊重されなければならず，中絶は女性の自己決定権には含まれない，と批判されることになる．

他方，胎児の生存権を認めつつも，中絶は女性の自己決定権であると主張する立場がある．トムソンは次のような例をあげている（Thomson 1971, 83-4）．あるとき目を覚ましてみると，自分が有名なバイオリニストと背中どうしに血液パイプで繋がれている．バイオリニストは重い腎臓病のため血液から毒素をろ過することができない．そこで，血液型が適合する貴方の腎臓が彼の腎臓の代わりをするために，音楽愛好家が貴方を誘拐したのである．貴方は9ヶ月間こうしていなければ，バイオリニストは死んでしまう，と説明される．

貴方はこの状態を受け入れるべきなのだろうか．受け入れるのも拒否するのも貴方の自由であり，受け入れる義務はない．命がかかっているとしても，同意もなく他者の身体を使用する権利は誰にもないのである．したがって，望まない妊娠を中絶するかしないかは女性の権利である．この議論は，望まない妊

娠に対してのみ妥当するとの批判がある．しかし，トムソンの考えを拡張すれば，同意の上の妊娠であるとしても，妊娠の途中でその継続を望まないとなると，その瞬間に胎児は女性の身体を勝手に使用していることになり，その時点で中絶は女性の権利となる，と反論できるだろう．以上の考え方の要点は，胎児の生存権を同意ということで乗り越えて，女性の自己決定権を擁護するものである．これは，上の例に従う限り，正しいと思われる．ほとんどの人が，バイオリニストに繋がれていてもよいとは思わないだろうからである．

　しかし，トムソン流の考えは間違っている．そもそも類比が成り立っていない．バイオリニストを引き離すことと，中絶をすることは同じではない．バイオリニストを引き離して彼が死んでしまうことは許される．それは，二重結果の原則から言える．引き離すことは自らの身体の自由を取り戻すことを意図しているのであり，彼が死ぬことを直接意図しているわけではないからである．彼の死の直接の原因は腎臓病であって，引き離したことではない．言い換えれば，彼は死ぬにまかされただけである．それに対して中絶は意図的に胎児の命を奪うことである．それゆえ，同意のない身体の使用だからといって，胎児の生存権が女性の自己決定権によって乗り越えられるわけではない．

　中絶は女性の自己決定権であるとの主張に対する反論を検討してきた．反論のポイントをまとめると次の二点となる．

① 胎児の生命は尊重されるべきである　⇒　胎児は道徳的主体
　　　　　　　　　　　　　　　　　　　⇒　道徳的義務
② 胎児は潜在的人格あるいは人間である　⇒　胎児は権利の主体
　　　　　　　　　　　　　　　　　　　⇒　法的義務

どちらの反論も，フェミニズムは有効にかわすことができていない．ならば，リプロダクティブ・ライツは全く無効なのだろうか．決してそうではないと，私は考える．

　産む／産まない権利の主張の真意は，上の二つの次元にはない．胎児が道徳的主体なのか，あるいは権利の主体であるのか，それとも女性の権利の範囲にあるのか，といった問題ではない．このような問いの立て方をする限り，それ

はリプロダクティブ・ライツにとって不幸なことである．なぜなら，胎児の権利に対して女性の権利を主張しようとすれば，妊娠という出来事を一面的に捉えるか，あるいは負の側面を強調して，そこから自己決定権の必要性を主張するという戦略をとらざるを得ないからである．たとえば，妊娠という出来事は母体にのみ関わるとの主張は，胎児という他者の出現という不思議を捉えそこねている．また，トムソン流の，胎児は母体を不法占拠しているとの考えは，妊娠の負の側面のみを強調している．したがって，フェミニズムは自己決定権に最大の重きを置き，それによってすべてを解決しようとする傾向のあるリベラリズムと袂を分かつほうがよいと，私は思う．

　では，リプロダクティブ・ライツの真意はどこにあるのか．妊娠し出産することは女性の身体において起こる不思議で，おそらく一般的には素敵で幸せな経験である．そのような妊娠・出産に対して，他者が割り込んでくる．たとえば，女性である以上子供は産むべきである，跡取りのために男の子を生まなければならない，人口抑制のために子供は一人までにすべきである，あるいは少子化対策のために子供は二人以上産まなければならない，などである．このような他者の表立った，あるいは暗黙の介入がある．また，産みたいのに社会的環境が整備されていないといった，援助や保護が必要なところにそれを実施しない不介入がある．このような他者の介入・不介入を不快に感じ，それを不当であると女性が思うのは当然のことである．産む／産まない権利主張は，胎児に向かって投げられたのではなく，この他者からの不当な介入・不介入に向かって投げつけられたのである．この限りで，リプロダクティブ・ライツは認められるのではないだろうか．

5　胎児と女性の権利の交差点

　これまで中絶をめぐって述べられてきたことから，一体何が主張できるのだろうか．
　潜在論に従えば，胎児は受精の瞬間から道徳的主体であり，生存権の権利主体である．胎児の生命は受精の瞬間から尊重されなければならない．これは私たちの道徳的義務である．何かしらの理由で中絶を認めるために極論を展開し

ない限り，この主張は私たちの自然な道徳感情である．この道徳感情を保護し育成するために，国や社会は法によって女性が望むときに自由に妊娠・出産できるように環境を整備する義務がある．こうしてリプロダクティブ・ライツは保護されるべきである．

では，胎児が生存権の権利主体であることを理由に，刑法「堕胎の罪」は正当化されるのか．そうではない．堕胎罪は中絶一般を罪に定めている．これは，胎児が成長のどのような段階でも生存権を実質的に持つのであれば正当である．しかし，胎児が成長のどの段階でも持つ生存権は実質的な生存権ではなく，本質的すなわち形式的な生存権である．なぜなら，胎児の生存権は実質的には成長の度合いに応じているからである．したがって，あらゆる中絶を罪に定める堕胎罪は廃止されるべきである．

胎児の生存権は成長の実質的度合いに応じる．ならば，どの段階までであれば，胎児の生存権に比べて女性の自己決定権のほうが優位であると考えられるのか．これは線引き問題であり，基準として感受性（4〜12週），生育可能性（22週），脳波の出現（26週）があった．胎児は12週以降であれば確実に痛みを感じている．私たちは痛みを感じている命に対して，その命を保護しようという強い想いに駆られる．それゆえ，12週以降は女性の自己決定権よりも胎児の生存権が優位すると考えられる．さらに，妊娠10週をすぎると胎児は人の形をしている．これを見て全く抵抗感なくその命を奪うことはできない．人の形をしているということ，これは人命を尊重するという私たちの道徳感情を根底から支えている重要な要素であると，私は思う．したがって，人の形をして確実に苦痛を感じるようになる12週未満では，胎児の生存権よりも女性の自己決定権のほうが上回ると考えられる．それゆえ，12週未満であれば，女性の自己決定権により理由は問わず中絶は許容される．続く12週から母体外生育可能となる21週までは，女性の自己決定権が胎児の生存権を無条件に上回るものではない．しかし，母体の生命と身体的あるいは精神的健康に著しい害があるときは女性の自己決定権が優先される．以上の考えをもとに，骨組みだけではあるが，中絶に関する法律の改正案を提案してみよう[3]．

---

3) 同じような改正案として，日本産婦人科医会の提言「女性の権利を配慮した母体保護法改正の問題点――多胎減数手術を含む」（2000年5月）を参照（同医会ホームページ「お知らせ」に掲載）．

〈胎児および母体の保護法〉（案）
目的：胎児の生命を尊重するとともに，母体の生命・健康を保護すること
人工妊娠中絶の要件
① 母体外で生育不可能な時期において
② 12週未満は，中絶の理由を問わず女性本人の同意があるとき
③ 12週以降は，妊娠の継続または分娩が母体の生命と身体的あるいは精神的健康を著しく害するおそれがあり，女性本人の同意があるとき
④ 女性本人が事前にカウンセリングを受けているとき

補足をすると，名称を母体保護法としないのは，刑法の堕胎罪を廃止した場合，ここで胎児の生命の尊重を法的に明示する必要があると思われるからである．目的についても同様である．経済的理由を排除したのは，経済的理由が胎児の生命の尊重や生存権を凌駕することは原則あってはならないからである．現在の母体保護法でも，経済が中絶を認める第一の理由なのではない．第一の理由は母体の健康を著しく害することにある．経済は第一の理由に対する二次的理由に過ぎない．したがって，母体の生命と健康の保持だけを明記しておけば足りる．そうすれば，経済的理由の乱用も排除できるからである．強姦を要件から外したが，それは母体の精神的健康を害するという要件に含まれる．強姦を明記しないのは，明記することで不要な負い目を女性に生じさせたり，それを強化したりする可能性があるからである．カウンセリング規定の導入は，ドイツの法律にならったものである[4]．導入の理由は二つある．一つは，女性が妊娠を継続できるように援助し，思慮のない中絶をなくし，胎児の生命の尊厳を守るため．もう一つは，中絶した場合に生じるかもしれない心的外傷後ストレス障害（PTSD）に事前に対処するためである．

❖考えてみよう❖
① 法案では男性側の同意について記載がない．男性側の同意は要らないのだ

---

[4] ドイツ刑法第218条及び第219条．ドイツにおいても中絶は罪とされているが，ある一定の要件があれば中絶が認められ罪に問われない．その要件の一つとして中絶手術の少なくとも3日より前にカウンセリングを受けることが義務づけられている（Schramme 2002, 124, 138）．

ろうか．男性は中絶に対してどのような関わりを持つべきだろうか．
② 法案は未成年者の場合について記載がない．未成年者は保護者の同意を必要とするのだろうか．未成年者の自己決定権は認められるのか，それとも認められないのか．
③ カウンセリング規定の導入は，女性の自己決定権に反するだろうか．

もっと知りたい人のための読書案内

1. 齋藤由紀子（編著）『母体保護法とわたしたち』，明石書店，2002 年．
   ——人工妊娠中絶を規定している母体保護法をめぐって，このテーマに直接・間接的に関わってきた医師や助産師及び生命倫理学関係の研究者たちが，それぞれの視点で問題を提起している．日本におけるこのテーマの論点の全体像を生き生きと知ることができる．
2. 山根純佳『産む産まないは女の権利か』，勁草書房，2004 年．
   ——人工妊娠中絶を女性のリプロダクティブ・ライツの権利問題として捉え，それとフェミニズム及びリベラリズムとの関連を考察したもの．
3. 緒方房子『アメリカの中絶問題——出口なき論争』，明石書房，2006 年．
   ——日本とは違ってアメリカにおいて中絶問題は国民全体を巻き込む熱い論点である．著者は現地取材を通して，中絶問題とその背景となっているアメリカの歴史と社会を分析し，詳細に描いてみせる．このテーマに関する日米の違いがよく理解できる．
4. ウィリアム・R・ラフルーア『水子〈中絶〉をめぐる日本文化の底流』，森下直貴／遠藤幸英／清水邦彦／塚原久美（訳），青木書店，2006 年．
   ——中絶に対する日本人の対応の仕方や捉え方を，その文化的・歴史的・宗教的な源流を遡って考察．上の文献 3 とあわせて読むと，生命倫理学の諸問題が文化的に中立な視点では論じきれないことがよく理解できる．

第4章 生殖補助技術

1 拡散する家族

　生殖補助技術（Assisted Reproductive Technology＝ART）とは，何らかの理由で自然に妊娠・出産が困難なカップルに対して，生殖過程に医学的補助をすることで子供をもうける技術のことである．近年この技術の発展は目覚しく，不妊のカップルにとってはとても喜ばしいことである．しかし，そこに何かしらの問題があるのではないだろうか．それに対する何らかのルールが必要なのではないか．ここでは，代表的な生殖補助技術をとりあげ，まずそれに共通する問題点を考察する．

　生殖補助技術で代表的なものは，**人工授精**（artificial insemination）と**体外受精**（in vitro fertilization）と**代理出産**（surrogacy）である．人工授精と体外受精ではジュセイの漢字が異なる．これは誤植ではない．分かりやすくするために，多少語呂合わせ的な説明をする．人工授精は人工的に精子を子宮に授けるので授精と書く．体外受精は体外で卵子が精子を受けることなので受精と書く．医学的に重要な違いは，受精するところが体内（人工授精）か体外（体外受精）かにある．すこし紛らわしいのだが，生殖過程に人工的に介入すること一般を人工受精と呼ぶ場合がある．この呼び方からすると人工授精も体外受精も人工受精である．混同を避けるために本書ではこれを人工的受精と呼ぶことにする．代理出産とは，妻に代わって第三者が子供を産むことである．

　さて，生殖技術が共通に持つ問題点を明確にするために，表3を参考にして考察してみよう．表は左から順に，夫婦が誰の精子と卵子を用いて，それらを

表3 生殖補助技術と家族の絆

		養育的家族		遺伝的家族		受精	妊娠・出産	X/Y/Zの数	育ての父/遺伝的父	育ての母/遺伝的母/産みの母	子供との絆		家族の絆
		父	母	父(精子)	母(卵子)		産みの母				夫	妻	
人工授精	①	夫	妻	夫	妻	体内	妻	0	夫/夫	妻/妻/妻	2	3	6
	②	夫	妻	X	妻	体内	妻	1	夫/X	妻/妻/妻	1	3	3
体外受精	③	夫	妻	夫	妻	体外	妻	0	夫/夫	妻/妻/妻	2	3	6
	④	夫	妻	X	妻	体外	妻	1	夫/X	妻/妻/妻	1	3	3
	⑤	夫	妻	夫	Y	体外	妻	1	夫/夫	妻/Y/妻	2	2	4
	⑥	夫	妻	X	Y	体外	妻	2	夫/X	妻/Y/妻	1	2	2
代理出産	⑦	夫	妻	夫	妻	体外	Y	1	夫/夫	妻/妻/Y	2	2	4
	⑧	夫	妻	X	妻	体外	Y	2	夫/X	妻/妻/Y	1	2	2
	⑨	夫	妻	夫	Y	体外	Z	2	夫/夫	妻/Y/Z	2	1	2
	⑩	夫	妻	X	Y	体外	Z	3	夫/X	妻/Y/Z	1	1	1
	⑪	夫	妻	夫	Y	体内	Y	2	夫/夫	妻/Y/Y	2	1	2

X⇒第三者の男性　Y⇒第三者の女性　Z⇒第三者の女性
通常の家族の場合　夫と子の絆＝2点　妻と子の絆＝3点　家族の絆＝6点

どこで受精をさせ，誰が妊娠・出産するのか，その過程で第三者（X・Y・Z）が関与する回数はどれだけあり，育ての両親・遺伝上の両親・産みの母は誰になるのか，子供との絆はどれほどあるのか，家族の絆はどれほどあるのか，を意味している．X・Y・Zの数が小さいほど第三者の関与は少ない．子供との絆は次のように数値化する．夫と子供の絆を構成している要素は「遺伝的繋がり」と「養育的繋がり」であると考えられる．それぞれを1点とする．通常の妊娠・出産で構成される家族の場合，夫と子供の繋がりは2点となる．妻と子供の絆を構成している要素は，夫の二つの要素に「出産」という要素が加わる．それぞれを1点とすると，通常の家族の場合，妻と子供の繋がりは3点となる．家族の絆は「夫と子供の絆」と「妻と子供の絆」とを掛けた点数とし，通常の

家族の場合6点となる．この数値が低いほど絆が弱い．当然のことながら，絆は主観的心理的側面が強く単純に数値化できない．それゆえ，これは生殖補助技術による家族構成の特徴を明確にするための単なる一つの指標に過ぎない．

　人工授精①と体外受精③はともに，夫の精子と妻の卵子を用いて妻が出産しているので，第三者の介入は一度もなく，通常の家族と何ら変わるところがない．それに対して，人工授精②と体外受精④はともに，夫の精子ではなく第三者Xの精子を用いるので，第三者の介入が1回ある．そのため，育ての父は夫であるが，遺伝的父は第三者Xとなり，夫と子供の絆が通常の家族の場合2点であるのに対して1点となり，家族の絆は6点から3点に半減している．さらに，体外受精⑥になると，精子も卵子も夫婦以外の第三者のものとなり，第三者の介入が2回ある．それゆえ，夫婦ともに遺伝的両親ではなくなり，通常の家族に比べて，夫と子の絆は2点から1点，妻と子の絆は3点から2点，家族の絆は6点から三分の一の2点となる．

　家族の絆において，遺伝的繋がりはかなり大きな要素である．遺伝的繋がりとは，日常的表現を用いれば「血の繋がり」ということである．養子ではなく生殖補助技術を用いるのは，片方だけでも血の繋がった子供が欲しいという想いがあるからだろう．血の繋がりは子育てにおいても重要な要素である．たとえ悪さをしても子供が可愛いと思えるのは，子供が自分に似ているからである．この似ているという要素は父子・母子・家族の絆にとって非常に大きな要素の一つである．

　人工授精②を例にしてみよう．子供は成長するにつれて妻には似てくるが，夫には似ずに知らない第三者Xに似てくる．夫は子供との絆を築くのに困難を覚えるかもしれない．また，夫婦が互いに負い目を感じるかもしれない．これらの困難を乗り越えて素敵な家族を築き上げることができないわけではないだろう．ただ，通常の家族に比べて，家族の絆を形成するには躓きとなる石が多いことは事実である．

　代理出産となると，家族の絆はもっと複雑になる．人工授精や体外受精では少なくとも妻は必ず産みの母であった．それに対して代理出産では出産するのは妻ではない．そのため，表3を見れば明らかなように，人工授精や体外受精に比べて，妻と子の絆および家族の絆が軒並み低い点数である．「お腹を痛め

て産んだ子」という表現があるように，母子の絆において妊娠・出産はかなり大切な経験である．確かに代理出産⑦⑧の場合，妻は遺伝的母親であるから子供は成長とともに自分に似てくる．このことで，産みの母でないことが補われるかもしれない．しかし，代理出産⑨では，妻は遺伝的母でも産みの母でもない．通常の家族に比べて，妻と子の絆は3点から1点，家族の絆は6点から2点へと三分の一に減少している．

　さらに代理出産では，家族の絆に関して難しい問題がある．代理出産⑦から⑩と⑪とでは大きな違いがある．⑦から⑩では，出産する第三者と生まれる子供の間には遺伝的繋がりがない．⑦から⑩の代理母は「貸し腹」と言われるように，まさにお腹を貸しただけなのである．それに対して⑪では遺伝的繋がりがある．⑪の代理母は自分の遺伝子を受け継いだ子をお腹に宿し出産するのである．⑪の代理母は⑦から⑩の代理母よりも産む子供との絆が強い．そのため，ベビーM事件（Beauchamp 1989, 513-515）のような，代理出産を依頼した夫婦に，代理母が子供を手渡さないといった問題が生じている．

　生殖補助技術は家族のアイデンティティー形成を困難にしているばかりではない．子供のアイデンティティー形成においても問題が多い．自分が父あるいは母に似ていないということは，自己の確立に支障をきたすかもしれない．学校で簡単な遺伝の法則を習い，自分の血液型が両親からは産まれてこないのを知ったとき，子供は一体何を想うのだろうか．自分は父あるいは母の本当の子供ではないという事実は子供にとって重いはずである．この問題を回避するために，日本産科婦人科学会は，生まれてくる子供の血液型を考慮して精子提供者を選択するように求めている[1]．

　しかし，何かの折に子供が疑いを持ったとき，両親はそれを子供に正直に伝えるべきだろうか．子供は自分の遺伝的な**出自を知る権利**があるのだろうか．私はあると思う．なぜなら，自律的に生きていくためには出自を知っておくことはかなり重要だからである．しかし，ある一定の年齢に達したら，自動的に両親はそれを伝えるべきなのだろうか．私はそう思わない．出自を知らなく

---

[1] 「非配偶者間人工授精と精子提供」に関する見解（1997年5月）のなかで，「夫婦それぞれの血液型を確認し，精子提供者の選択の際，生まれる子供の血液型を考慮する」と記載されている．日本産科婦人科学会ホームページ参照．

とも家族の絆がそれを十分に補っていて，子供の自律に何ら支障がない可能性もあるからである．もし子供が何かをきっかけに知ることを欲したなら，そのときは自律の尊重から教えるべきであると，私は考える．

　生殖補助技術にはさらに検討すべき問題がある．夫婦Pと夫婦Qが偶然に同じ提供者の精子を用いて人工授精をし，子供pと子供qをもうけた．二人は成長して，偶然に出会い恋に落ち結婚をした．この場合，二人は遺伝的に親しい者であり，近親婚となる．この結婚は胎児への遺伝的影響ゆえに認められないとするなら，近親婚を回避するために，現在の戸籍法だけでは不十分であり，遺伝子レベルでの管理が必要となる．また，出自を知る権利を保護するためにも，それが必要となる．

　そもそも，生殖補助技術を利用した場合，一体誰が父親であり母親なのだろうか．遺伝子提供者が父や母なのか，それとも提供を受けた者がそうなのか，さらに子供を産んだ者が母なのか．父子・母子・家族の絆が希薄となり，家族の外にも家族がいる．生殖補助技術は拡散する家族を生み出す．そればかりではない．望めば精子提供を受けて容易にシングルマザーになれる．男性同士のカップルでも，一方だけではあるが血の繋がった子供を得ることができる．どちらかの精子と提供卵子を受精させ，誰かに代理出産をしてもらうのである．女性同士のカップルなら，一方の卵子と提供精子を用いて受精させ，もう一方にその受精卵を移植して出産することが考えられる．この場合，一方は遺伝的母であり，もう一方は産みの母となる．

　以上で述べられた外の家族は遺伝子や子宮の提供者という現実の人間である．しかし，生殖補助技術は家族をさらに別の外へと拡散する．妻や家族を死んだ夫へと単なる思い出以上に繋げることができる．夫の死後，凍結保存しておいた夫の精子を妻の子宮へ注入することで，妻が夫の子供を出産する．これを**死後生殖**（posthumous assisted reproduction＝PAR）と呼ぶ．こうして妻や家族がその子供を介して死者である夫と繋がり，死者である夫を含めた新たな家族を形成することができる．これは夫婦あるいは家族の絆の取戻しであり，その意味で拡散ではない．しかし，夫が家族や子供に対する現実的な責任を負えないのだから，その意味で家族の拡散である．死後生殖は凍結受精卵を用いても可能である．妻の死後，凍結保存しておいた夫婦の受精卵を第三者の子宮に

移植し，妻の子供を出産してもらうのである．

　日本では，夫の冷凍保存精子を用いた死後生殖の実施例がいくつかある．民法上の規定がないことから，死んだ夫を父とする出生届は受理されない．最高裁は，現在の民法は死後生殖を想定していない以上，死後生殖による子と死んだ夫との間には法的な親子関係は見られないとの判断を示したが，それと同時に，生殖補助技術の進歩に応じた早急の法整備の必要性を指摘している[2]．生殖補助技術によって，父であること，子であることの意味が揺らぎ始めている．

　精子や卵子あるいは受精卵の冷凍保存は新たな家族計画を可能にする．仕事と育児の両立は，たとえどんなに社会環境が整ったとしても，一つだけをやるときと同程度に両方をやりこなすことは難しい．そこで，若い時代に仕事に打ち込み，ある程度の社会的安定が得られてから子育てをするという家族計画が考えられる．精子や卵子あるいは受精卵の冷凍保存は高齢での出産を可能にする．それゆえ，この家族計画は不可能ではない．あらたな人生計画が可能となる．ここで見えてくるのは，生殖と性愛との分離ということである．確かに，避妊具や避妊薬の開発によって生殖と性愛は分離する．それでも家族の絆のなかでそれらは調和を保ってきた．それが生殖補助技術によってさらに分離される．家族の絆，さらには男女の絆が全く変容してしまう可能性が開けたのである．

　なぜ養子縁組ではなく生殖補助技術を選択するのか．それは血の繋がった子供を得るためである．血の繋がった子供を求めるのは生物的な自己再生本能である．それは自己の欲求となり，また社会の欲求となる．自己は血の繋がった仲間すなわち家族のなかで安定しようとする．社会はその安定した家族によって社会を秩序化し安定化する．こうして自己も社会も血の繋がりによる家族の継承を支持する．こうして家族は歴史の担い手として文化を継承する．生殖補助技術は少なくとも一方の遺伝子を継承する子供を生み出すので，以上の家族の機能を維持する助けとなる．それゆえ養子ではなく生殖補助技術が選択されると推測される．しかしこれまで述べてきたように，生殖補助技術は社会の基

---

[2] 死後生殖に関するニュースはオンライン新聞などで読むことができる．また死後生殖に関する簡潔な考察として，日本受精着床学会「凍結精子を用いた死後生殖についての見解」(2004年11月) が参考になる．同学会ホームページ「倫理委員会報告」参照．

盤として機能してきた家族像を瓦解させていく．これは皮肉なことである．

　さて，伝統的家族像を守るために，生殖補助技術は現在そうであるように夫婦間に制限されるべきなのか．それとも子供を得ることは，夫婦，同性カップル，個人の誰であれ，憲法で保障されている幸福追求の権利として認められるのか．リプロダクティブ・フリーダム（生殖の自由）はあらゆる場面で認められるのか．全面禁止はすでにありえない選択であるだろう．道は，厳しい規制か，緩やかな容認か，全面的容認かのいずれかである．どちらにせよ，すでに生殖補助技術は坂をすべり始めたのだから，拡散する家族のために早急にルールを作成する必要がある．

　法務省はその作業を始めた．しかし，以上の考察からも分かるように，法整備には家族という現象の歴史的・文化的・社会学的な深い検討を必要とする．その検討を踏まえた上で，凝固した伝統にも夢想された未来にもとらわれず，さまざまな家族像が許容される必要で最小限の法制定がなされるべきだろう．

2　子供を選ぶということ

　生殖補助技術は精子・卵子・胚の提供，出生前診断，着床前診断，多胎妊娠と減数（胎）手術という新たな事態を生み出した．そこでは胎児の生命の質を選ぶということがなされる．それがどのように実施され，そこにどのような問題があるのかを検討しよう．出生前診断や着床前診断は厳密には生殖補助技術に含まれないが，同じ問題を提起するので，ここでの検討対象とする．

　生殖補助技術が実施されるとき，夫婦間の精子・卵子を用いるのでない場合，精子や卵子あるいは胚を夫婦以外から提供してもらわなければならない．ここで，現在一般的になされている精子提供を例にして検討する．日本産科婦人科学会では精子提供に関して次のような見解を示している[3]．以下はその全文ではなく，ここでの議論に必要な限りにおいて私が要約したものである．

　① 精子提供は営利目的で行われてはならない．

---

[3] 「非配偶者間人工授精と精子提供」に関する見解（1997年5月）参照（注1）．

② 精子提供者は健康で，感染症がないこと．
③ 精子提供者は2親等以内の家族，及び自分自身に遺伝性疾患のないこと．

①の理由として，日本産科婦人科学会は次の3点をあげている．生殖技術の適正利用が阻害されること，被実施夫婦や提供者のプライバシーが保証されないこと，出生児の権利が保障されないこと．これらの理由も重要であるが，それ以上に重要な問題がここにはある．それは出生児の遺伝子レベルでの選択という問題である．これに関しては次の章で検討することにする．

②と③は「優生上の見地から不良な子孫の出生を防止する」ことを目的としたかつての優生保護法を思い出させる．中絶問題を検討した際にすでに述べたように，②と③を認めることは，障害者は生きていく価値がないというメッセージを社会に送り，障害者差別を助長することになりかねない，と批判される．ちなみに，このような論法を**すべり坂**（slippery slope）**論**あるいは**ダム決壊**（Dammbruch）**論**と呼び，生命倫理学の議論でよく用いられる．この論法を形式的に示すと，次のようになる．ある事を認めることで，徐々に認められる範囲が拡大し，個人及び社会がその利益よりも深刻な損失を多大に被ることになると予測される場合，それは禁止されるべきである．

さて，優生思想の観点から同じような批判が，**出生前診断**（Prenatal Diagnosis＝PND）や**着床前診断**（Preimplantation Genetic Diagnosis＝PGD）に対してもなされる．出生前診断とは，母体内の胎児に対して遺伝性疾患などの検査をすることである．着床前診断とは，体外受精による母体外の受精卵を子宮に移植する前に，遺伝性疾患などに関して検査することである．どちらも，障害者を排除することに繋がるとして批判される．

提供精子の診断，出生前診断，着床前診断への反対論を以下にまとめ，順に検討する．

① 生命の尊厳および胎児の生存権から認められない．
② 診断は障害者差別を助長する．
③ 健康な子供を望む権利はない．

反対論①については，次のように考えられる．反対論①は次のような論法である．

　　大前提：精子や受精卵の廃棄や胎児の中絶は生命の尊厳及び胎児の生存権か
　　　　　ら認められない．
　　小前提：診断は精子や受精卵の廃棄あるいは胎児の中絶に繋がる．
　　結　論：それゆえ，診断は認められない．

　この大前提は正しくない．確かに，受精卵も胎児も生存権の権利主体であると考えられるが，それは本質上そうであるに過ぎず，実質的には成長の度合いに応じて生存権も制限される．精子・受精卵・胎児の尊厳と権利は同等ではない．中絶に関する法律の改正案のなかで述べた本書の提案（53頁参照）に基づけば，12週未満の場合，胎児の生存権よりも女性の自己決定権が優位すると考えられるので，いかなる理由であれ中絶は認められる．また，母体外で生育が可能となる時期より以前であるならば，母体の身体的および精神的健康が著しく害される場合には中絶が認められる．したがって，精子や受精卵の廃棄あるいは中絶に繋がるとしても，診断は認められる．
　また，仮に大前提を認めるとしても，診断の禁止を必然的に導くことはできない．なぜなら，小前提が必ずしも正しくないからである．小前提では，診断が精子や受精卵の廃棄あるいは中絶に繋がるとしているが，必ずしもそうとは限らない．障害があっても出産するという両親もいるだろう．それならば，なぜ事前に診断する必要があるのか．出産前に子供の障害を知っておくことは，両親を含めてまわりの心構えや育児への準備ができるという利点があるからである．
　反対論②については，次のように考えられる．反対論②は，診断の容認が障害者差別を強化することに繋がるだろうと考えるすべり坂論である．しかし，この予測は妥当だろうか．診断によって障害のある精子・受精卵・胎児を排除することが，そのまま現実に今生きている障害者の差別強化に必然的に繋がるとは考えられない．たとえば，ある夫婦が自分たちの遺伝子で体外受精をし，着床前診断で障害のない受精卵を選び，それを妻の子宮に移植し健康な子供を

出産した．この夫婦は障害者への差別意識を持っていたのだろうか．現実に今生きている障害者を差別するのだろうか．おそらくそうではないだろう．

　このことから次のことが推測される．精子・受精卵・胎児への診断を実施すること，そして場合によっては障害を理由に破棄すること，これらのことと現実に生きている障害者を差別することは別のことである．これを**ダブル・スタンダード**と呼ぶ．これを否定する論者もいるが，私はこれでよいと思う．それは次の理由による．障害者差別の問題の真意は，現実に生きている障害者が社会から不当に扱われているという点にこそある．それゆえ，批判され是正されるべきは，この現実の差別である．そして，もしこの現実の差別がかなりなくなり，障害者も同じ人間として平等に幸福に生きていく社会的環境が整えば，障害のある子供を産むか産まないかは，その女性の，また夫婦の魂にも関わる深い決断であり，差別というレッテルが貼られるような事柄ではない，と思われるからである．

　診断の容認が障害者差別を強化すると考えるのは，この異なる次元を区別せずにいるからである．しかし，この区別を明確に認識することは，先に述べたような理想的な社会環境からかけ離れている現実からするとかなり困難なことである．したがって，障害者差別が実際に強化される可能性は排除しきれず，障害者の人たちが危惧の念を抱くのは当然のことである．しかし，診断には先に述べた利点もあるのだから，重篤の遺伝性疾患にのみ限って，診断は許されるべきである．反対論者も賛成論者も，このあたりで歩み寄れないだろうか．

　反対論③については，次のように考えられる．健康な子供を望む権利はある．誰もが健康な子供が生まれてくることを切に望む．この気持ちは自然な感情であり，これが否定されるなら，病気から回復して健康になりたいと望むことも間違っていることになる．また，健康は唯一の価値ではないとよく言われる．確かにそうである．しかし，それは自律的な者が自律的にそれを決断するときのことである．生まれる前では，せめて健康に生まれて欲しいと，私たちは切に願う．なぜなら，健康がその後の可能性の基盤だからであり，胎児は健康にまさる価値を自ら選択できないからである．さらに，母親は身体を通して胎児に繋がれ，身をもってそれを実感しているのだから，胎児の身体的健康は母親にとって切実なものである．権利に権利を返すというつまらない反論ではある

が，健康な子供を望む権利がないと主張するなら，重篤の障害のある胎児を産めと強制する権利を一体誰が持つというのだろうか．そもそも健康な子供を望むことが差別だとでも言うのだろうか．

精子・受精卵・胎児の診断以外においても，子供を選ぶという問題が生じる．それは次のようにして起こる．体外受精によって複数の受精卵が生じ，確実に子供が得られるために複数個の受精卵が子宮に移植される．その結果，体外受精では**多胎妊娠**となることが通常の妊娠よりも多い．多胎妊娠は母体に著しい負担をかける．また，生まれた後の養育の負担も無視できない．そこで胎児の数を減らす手術がなされる．これが**減数（胎）手術**である．

減胎手術はその術式において，母体保護法で規定される人工妊娠中絶に当たらないという議論がある．これは母体保護法の定義を変えればすむことであり，減胎手術はやはり胎児の命を奪うという点で中絶の問題であり，母体保護法との関連で論じられる問題である．

減胎手術の理由のひとつは，母体に著しい負担をかけるということである．これは母体保護法の中絶要件を満たしているので問題はない．

では，妊娠の継続および出産後の養育の経済的困難という理由は正当化されるのか．母体保護法の経済条項を拡大解釈すれば，実際いつもそのように解釈されているのだから，法的には問題がない．しかし，次のことを考えてみよう．体外受精は1回につき数十万円の費用がかかり，成功するには平均3回くらいの実施が必要である．かなりの経済的負担である．それでも子供が欲しくて体外受精を受けた夫婦が，今度は経済的理由で減胎手術を依頼する．これはあまりにも身勝手な行動ではないだろうか．

そもそも現在の日本において母体の生死が危険にさらされるような経済的困難という状況があるのだろうか．全くないとは言わないが，ほとんどありえないことである．それゆえ，経済的理由とは単に生活の水準が下がることであり，それが胎児の命を奪う理由になってはならない．したがって，胎児の生命の尊重ゆえに，母体保護法から経済条項は排除すべきであると考えられる．

しかし，多胎妊娠の場合，経済的負担が困難を極めることは十分にありえる．そして本人もきっと辛い決断を迫られている．それでも減胎手術は認められないのか．経済的困窮を理由とするのはやはり認められない．しかし，本書の提

案する新たな中絶に関する法案（53頁参照）に従えば，妊娠12週未満であれば女性の自己決定権ということで実施は可能である．

では，どの胎児が生き残り，どの胎児の命が奪われるのか．それを誰が何を基準に決定するのか．胎児の生命の選択権は医療者側にはなく，母親あるいは夫婦にある．それは当然のことである．選択は胎児の健康や生存確率という医学的基準による．医療者はそれを十分に説明し，母親あるいは夫婦はその情報に基づいて決断を下さなければならない．胎児の健康や生存確率を基準にすることが，胎児の生存権に抵触する，あるいは障害者差別を助長するとの批判が考えられる．しかし，胎児の生存権は実質的には程度の差があるのだから，減胎手術は胎児の生存権に抵触しない．また，障害者差別を助長することは，上で述べたように原理上はありえない．しかし，現実的には差別の助長は起こりうるので，減胎手術は好ましいことではない．また，減胎手術は，夫婦，特に母親にとって通常は辛くて悲しい決断である．それゆえ，避けられるのであればきる限り避けたほうがよい．そこで，減胎手術の原因となる多胎妊娠を防ぐために，日本産科婦人科学会は子宮に移植する受精卵の数を3個以内に制限する見解を会告として出している[4]．

3　受精卵を用いた研究は許されるか

受精卵はかつて体内にあり，簡単に取り出して操作できるものではなかった．しかし，体外受精によって受精卵は私たちの目の前に置かれ，容易に操作できる対象となった．では，この目の前にある受精卵を操作可能だからといって研究に用いることは許されるのだろうか．

カトリック教会は受精卵の研究利用を決して認めない．それは次のような考えに基づいている（Curia Romana 1987）．人間は尊厳を有する．それゆえ，

---

[4]　日本産科婦人科学会は「多胎妊娠」に関する見解（1996年2月）で，移植胚数を3個以内とすることを会員に求めた．しかし一部の施設で4個以上が移植されていることが判明し，2001年4月に，移植胚数を3個に限る意義を再度確認するよう会員に促した．さらに多胎妊娠を減少すべく，2007年12月に「生殖補助医療における多胎妊娠防止に関する見解（案）」を提示し，移植胚数を2個以内にすることを提案している．同学会ホームページ参照．

彼の人格と生命は絶対に尊重されなければならない．ところで，受精の瞬間から受精卵は人間である．ならば，受精卵は他者の利益のために道具として用いられてはならず，その生命は絶対に尊重されなければならない．したがって，研究による受精卵の破壊は重大な問題として断罪される．

さらに，教会は受精卵を用いた研究を行う者は神の役割を奪っていると主張する．なぜなら，人間の尊厳は神の創造の御業によるからである．人間が生命と人格を持つのは，神が自らに似せて人間を創造したからである．人間は神の似姿（Imago Dei）[5]である．それゆえ，受精から出産は神の領域であって，人間が介入すべきところではない．

人間の尊厳が神に由来するというのは，神の啓示による聖書が教えることであり，すべての人がそれを受け入れるわけではない．しかし，神の啓示を信じなくとも，万人にそなわる理性は，人間の尊厳が不可侵であることを主張し，おそらく誰もがそれを受け入れている．たとえば，ドイツ基本法は第1条1項において「人間の尊厳は不可侵である」と明記している．この基本理念に基づいて，ドイツでは「胚保護法」によって，胚への研究が厳しく禁止されている[6]．

さて，人間の尊厳は不可侵である，受精卵は人間である，ゆえに受精卵は研究利用されてはならない．この論法は正しいのか．受精卵が人であり，その命は尊重されるべきである，この主張にあえて異を唱える人は少ないだろう．強硬な研究推進者であっても，全く無条件に研究が許されるとは思っていないだろう．やはり，そこには受精卵に対するいくばくかの尊重があるのである．しかし，では受精卵は絶対に保護されなければならないのかと問われれば，かなりの人が答えに屈する．時と場合によっては破棄されたり，研究利用されることは許されるのではないか，と考え込んでしまうはずである．この違いはどう

---

[5] 旧約聖書「創世記」第1章26–7節参照．
[6] ドイツの胚保護法は，長島・盛永2001の資料2で読むことができる（長島訳）．それに続く盛永による解説〈「ドイツ胚保護法」は情け知らずか〉が参考になる．胚保護法は余剰胚の作成や研究を禁止している．しかし余剰胚から樹立されるES細胞を用いた研究成果は治療と経済に多大な効果を及ぼす．そこで，ドイツでは他国ですでに余剰胚から樹立されたES細胞に限って輸入と利用を認める法律（幹細胞法）を2002年に制定した．これは自国の胚は人命として尊重するが他国のそれは尊重しないということを意味し，国内外で厳しい批判がなされている．

して起こるのだろうか．これは胚の存在論的な位置の二重性によると考えられる．胚の人格と生命の尊厳が絶対であるのは本質上のことであり，実質的には成長の度合いに応じて尊重されるのである．したがって，ここでは「受精卵は人であるのかないのか」といった「あれかこれか」の問い掛けではなく，「いかなる研究が胚の生存権を上回るのか」と問うべきである．研究が許容される条件を検討してみよう．

まず，どの胚に対して研究は許されるのか．許されるのは，妊娠を目的として作成された受精卵で，もはやその目的に用いられることのなくなった**未移植胚**だけである．このような胚はこれまで**余剰胚**と呼ばれてきた．しかし，日本受精着床学会が指摘するように[7]，胚の尊厳という立場からすれば，余剰すなわち余り物という呼び方はその尊厳を傷つける．そればかりではない．余り物だから研究に用いてもよいと短絡的な考えを引き起こしかねない．それゆえ，未移植胚と呼ぶほうがよい[8]．

では，なぜ未移植胚が研究に用いられてもよいのか．それには二つ理由がある．一つは，未移植胚が研究を目的として作られたのではないという点である．最初から研究を目的として胚を作成することは認められない．なぜなら，これでは最初から胚を破壊することを意図していることになり，胚の本質的な尊厳をまったく無視しているからである．二つ目はこうである．未移植胚に残された道は破棄されるか，研究利用されるかのどちらかである．当初の目的が消失したのだから，ここではじめて功利計算が許される．破棄は何も生み出さないが，研究利用は将来の福利となる可能性がある．したがって，未移植胚に限って研究利用は許される．

では，研究は胚のいかなる段階まで許されるのか．期限は受精後14日以内である．14日である理由は，その頃に原始線条が形成されるからである．原始線条が基準となるのは，原始線条が人体の中心となる背骨になるということ

---

[7] 日本受精着床学会「非配偶者間における生殖補助医療の実施に関する見解と提言」（2003年6月）．同学会ホームページ「倫理委員会報告」参照．
[8] 私たちは言葉を慎重に選ぶべきである．なぜなら，言葉は議論の対象および議論そのものをある一定の方向にカテゴライズすることであり，ときには議論を最初から誤った方向へと導きかねないからである（Shuster 2003）．

や，個体としての発育が開始されるということや，原初的な痛みを感じる可能性が生じるということなどが理由である．したがって，14日以前でも原始線条が見られたら，研究は中止されるべきである．

では，どのような研究であれば胚は利用できるのか．個人的な好奇心に駆られた研究あるいは研究のための研究は胚の生存権を超えるものではない．胚の生存権を超える研究とは，その目的が将来の社会的福利の増進にあり，その社会的有用性が実際に得られるとする科学的合理性があるものである．そのような研究に限って胚を利用する研究は許される．また，研究結果は胚を提供した個人に還元されるのではなく，将来の不特定な大勢である．さらに研究結果は生殖に関わることなので，社会の基盤に大きな影響を与える．したがって，研究の社会的有用性に関しては社会的なコンセンサスが是非とも必要である．それなくして，研究は行われてはならない．

しかし，社会的有用性がかなり高く，そして社会的コンセンサスが得られたとしても，提供者の同意なく未移植胚を勝手に研究利用することはできない．有用性の高さも社会的コンセンサスも，決して胚提供者の自己決定権を越えるものではない．したがって，研究者は研究の目的・方法・結果の有用性について具体的に提供者に説明し，提供者の同意を必ず得なければならない．

以上の考察を踏まえて，胚の研究利用に関する基本的ルールを以下にまとめて提案する．

① 提供者の同意の上で
② 妊娠目的で作成された未移植胚を対象に
③ 原始線条が形成される（受精14日）までになされる
④ 有用性があると科学的にも社会的にも認められる研究

胚研究のなかで最も関心の高いものは，ES細胞（ヒト胚性幹細胞）である．ES細胞はあらゆる細胞に分化する能力（多能性）と自己を無限に複製する能力（自己複製能力）を持つ．これらの特長を利用することで画期的な再生医療が可能となる．ES細胞を意図的に分化させ特定の細胞を作り出し，それを病気や事故あるいは老化で機能しなくなった細胞に補うことで再生させる．これ

をさらに発展させれば，特定の臓器を作り出すことで，慢性的な臓器不足を解消することもできる．さらに，ES 細胞は無限の自己複製能力があるので，再生医療の材料として不足する心配はない．

　ES 細胞は胚を破壊することで得られる．それは胚の尊厳や生存権に抵触する．それゆえ，ES 細胞研究の有用性がどんなに高くとも，その研究は認められない，とする根強い反対がある．本書ではここまで，胚の尊厳や生存権を本質と実質とに分けて，この反論をかわしてきた．これは哲学的な議論による解決法であり，それゆえに，誰もが簡単にすべてに納得するわけではない．ところが，ES 細胞研究の倫理的問題をあっさりと解消してしまう可能性が出てきた．胚を破壊することなく ES 細胞を作り出すことに成功したのである．この技術が完成すれば，ES 細胞の有用性と胚の尊厳や生存権との対立という倫理的問題そのものが消滅する[9]．

　生命倫理学上の問題が倫理的あるいは哲学的議論によって解決されるのではなく，技術開発によって問題そのものが消滅してしまうことがある．確かに技術は倫理的に困難な問題を生み出す．しかしその一方で倫理的問題を技術的に解消してしまうこともできる．これは注意しておくべき重要な点である．技術の負の側面ばかりを強調し，生命倫理学上の問題を技術に支配された近代の超克問題と捉え，その克服として自然への回帰などを一面的に強調するのは明らかにバランスの欠いた議論である．それによって解決できることも解決できなくする恐れがある．反対に，倫理的議論を無視して技術の有用性ばかりを追求することも一面的である．科学者や技術者は倫理的問題に配慮し，それを解決するための技術開発にも努める必要がある．

❖考えてみよう❖
① 生殖補助技術によって子供をもうけるさまざまな方法がある．表 3 のすべての方法が認められるのか，それともすべてが禁止されるべきなのだろう

---

[9] 技術はさらに進歩し，人の皮膚細胞から ES 細胞と同じような多能性を持った iPS 細胞の作成に京都大学の山中教授らの研究グループが成功したことが報じられた（2007 年 11 月 21 日京都新聞）．これによって，ES 細胞作成のために胚を潰すという倫理的問題は簡単に乗り越えられてしまった．技術が倫理的問題を克服するよい例である．

か．あるいは，ある方法は認められ，他の方法は禁止されるべきなのだろうか．
② 遺伝子戸籍法は必要か，もし必要とすればどのような情報が登録されるべきだろうか．また遺伝子戸籍法が義務づけられた場合，どのような問題が生じるのだろうか．それとも問題は生じないだろうか．
③ 出自を知る権利と提供者のプライバシー権を調和させるにはどうしたらよいか．
④ 体外受精による着床前診断を用いて男女の産み分けをすることは許されるか．

もっと知りたい人のための読書案内

1. 坂井律子／春日真人『つくられる命』，NHK出版，2004年．
   ——広範囲に渡る綿密な取材と，重要な諸文献を精読することで，生殖補助技術がもたらしたもの，あるいは今後もたらすであろうことに関して有益な指摘をしている．生殖補助技術の基本的知識と問題点を理解する手助けとなる．また，巻末に日本産科婦人科学会の諸会告がまとめられている．
2. 大野明子（編著）『子どもを選ばないことを選ぶ——いのちの現場から出生前診断を問う』，メディカ出版，2003年．
   ——産科医と臨床遺伝医によるインタビューを交えた，障害の可能性のある赤ちゃんを産み・育むお母さんたちの素敵な記録である．産まないことを選ぶとはどういうことかを伝え，むしろ産むことを選び，命を育むために必要な生の情報を得ることができる．
3. 塚本康子『医療のなかの意思決定——出生前診断』，こうち書房，2005年．
   ——出生前診断における意思決定に関する実例を調査し客観的に分析したもの．上の文献2と合わせて読むことで，現場を知ると同時に，そこにどのような検討すべき課題があるのかを客観的に理解することができる．
4. 島薗進『いのちの始まりの生命倫理』，春秋社，2006年．
   ——著者は総合科学技術会議の生命倫理専門調査会の委員の一人として「ヒト胚の取扱いに関する基本的考え方」作成に参加．同調査会の審議過程を批

判的に紹介し，生命誕生という場面における諸問題を独自に検討している．巻末にヒト胚に関する指針等が資料として掲載されている．

第5章 遺伝子操作

1 神や自然の運命からの解放

　物理的世界は物理の法則が支配している．その法則の中で私たちは生活し，そこから自由になることはない．同じように生物的世界においても，同じようなことを私たちは感じている．バラの種をまけばやはりバラの花が咲き，犬の子供は猫ではなくやはり犬として生まれる．人間も同じである．さらに，とても嫌っていたのに自分が父親や母親と同じ顔をして笑っていたり，同じことに同じように怒っていたりする．両親の体型や気質や性格が自分のなかにもあることに愕然としたり，ほっとしたりすることがある．私たちは「生まれ」という自分ではどうしようもない運命を背負って生きていかざるをえないのだと，誰もがこれまでそう思ってきた．しかし，運命の正体がDNAにあることが発見され，それを操作することで，私たちは運命から解放されようとしている．ここでは，まずはその正体について見てみよう．

　父親の精子と母親の卵子が受精をし，受精卵が分裂することで私が生まれる．両親の細胞にはそれぞれ23対の染色体があり，受精の際に両親から半分ずつの染色体を受け継ぎ，新たな23対の染色体を形成する．その際に，染色体を通して犬とか猫でなくヒトであることの特徴と両親の特徴が伝えられるとともに，自分の新たな特徴が作り出される．遺伝の正体は染色体にある．

　しかし，1953年，ワトソンとクリックによって染色体におけるDNAの**二重らせん構造**モデルが提唱された．DNAはアデニン（A），グアニン（G），シトシン（C），チミン（T）という四つの塩基が連なった二本の鎖である．塩基

1つを1文字とすると，ヒトのDNAは約30億の文字からなっている．このDNA全体をヒトゲノムと呼ぶ．塩基がある程度まとまったものを遺伝子と呼ぶ．ヒトゲノムは約3万程度の遺伝子からなっている．DNA全体の約5パーセントが意味のある情報をもった遺伝子であり，残りの約95パーセントは意味のない塩基配列である．後者のDNAを**ジャンクDNA**と呼ぶ．それぞれの遺伝子が人体に必要な異なったタンパク質を作るように制御している（図7）．すなわち，両親から半分ずつのDNAを受け継ぎ，新たなDNA二重らせん構造が構築され，その四つの塩基配列に応じてヒトとしての私が形成されるのである．DNAの99.9パーセントがヒトの設計図であり，0.1パーセントが個人的特徴の設計図である．

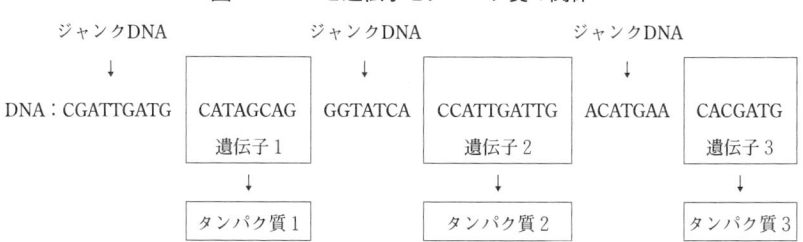

図7　DNAと遺伝子とタンパク質の関係

```
        ジャンクDNA            ジャンクDNA            ジャンクDNA
            ↓                     ↓                     ↓
DNA：CGATTGATG ┌─────────┐ GGTATCA ┌──────────┐ ACATGAA ┌─────────┐
              │CATAGCAG │         │CCATTGATTG│         │CACGATG │
              │ 遺伝子1  │         │ 遺伝子2   │         │ 遺伝子3 │
              └─────────┘         └──────────┘         └─────────┘
                   ↓                    ↓                    ↓
              タンパク質1           タンパク質2           タンパク質3
```

では，実際ヒトの設計図はどのような塩基配列になっているのか．1990年，米国でヒトゲノム解析プロジェクトが公式に始められた．プロジェクトには先進諸国も参加し，当初の予定では解析に15年はかかると思われていた．しかし，2003年4月，国際ヒトゲノム・プロジェクトとセレラ・ジェノミクス社が，ヒトゲノムのほぼすべての塩基配列が解読されたと宣言した．当初の計画よりも2年早く解読が終了したことになる．

　他の生物も同様に解析され，DNAという設計図によって形作られていることが，研究で明らかになった．また，DNAを解析し比較することによって，生物の進化が証明され，進化の過程が明らかになってきている．ちなみに，チンパンジーとヒトのDNAの違いは2パーセントもない．また，女性のミトコンドリアDNAをたどっていくと，現代人のルーツは約20万年前のアフリカの一人の女性にたどり着くという研究もある．旧約聖書の創世記によれば，最

初の人類はアダムとイヴである．それにちなんで，この女性は「ミトコンドリア・イヴ」と呼ばれている．このように，私たちは生物の進化図と設計図をまさに手にしようとしている．このことは一体何を意味しているのか．

　キリスト教では神がこの世界を創造したのだから，私たちは神が生物を創造した時の設計図を手に入れたことになる．ならば，もはや神は必要ではない．なぜなら，設計図を手にしたのだから，私たちが自らの力で生命を維持し治療し改良することができるからである．この考えはDNAによる進化論によってさらに強化される．DNA進化論によれば，人間は旧約聖書にあるように神から直接に創造されたのではなく，長い進化の結果であると主張される．これでは神の居場所がなくなる．こうして生命の設計図の掌握は人間を神から解放する．

　同じことがキリスト教のような超越的神を信じない人たちにも起こる．彼ら／彼女らは，神ではなく母なる自然が生命を生み出し育んできたと信じ，自然の摂理や運命に身を委ねてきた．しかし生命の設計図を一度手にすれば，私たちは自然の摂理や運命を改良することができる．こうして私たちは母なる自然の摂理や運命から解放される．

　まとめると，私たちの力ではどうしようもないと思われていた運命は，実は神や自然によるものではなくDNAによるものであることが発見された．DNAこそが私の生物的特徴や心理的特徴を決定している運命なのである．しかし，そのDNAの設計図が解読されることによって，私たちは自分たちの運命を自由に変更することが可能になったのである．

2　遺伝子の排除と選択

　どのようにして遺伝の運命は変更できるのか．遺伝子はどのような操作を受けるのか．アメリカ大統領生命倫理評議会報告書『治療を超えて』は，遺伝子の操作に関して，次のような三つの分類を提示している．①悪い遺伝子を排除する方法，②よいものを選択する方法，③よりよいものを再設計する方法である（Kass 2003, 40）．この分類を援用して検討していこう．

　①はDNA構造が発見されるかなり以前から，人類が直感的に行ってきた方

法である．たとえば，遺伝的疾患のある家系との結婚を避けることも，この排除法の一つである．前章で述べた出生前診断もこれにあたる．胎児の遺伝子をスクリーニングし，遺伝的疾患をもつ胎児を選択中絶するという荒っぽい遺伝子操作である．

②の代表的な例は，これも前章で述べた着床前診断である．体外受精でえられた受精卵をスクリーニングして，遺伝的疾患のある受精卵を破棄し，問題のない受精卵を選択し，それを子宮に移植する遺伝子操作である．同様に，体外受精用に提供された精子や卵子に対しても，スクリーニングによって遺伝子の排除と選択が行われる．

これらの遺伝子操作は命の差別に繋がるのではないか，悪しき優生思想ではないかという懸念がある．この点に関しては，すでに前章で検討し，重篤の遺伝疾患に限り認められるとの見解を述べたので，ここでは前章で保留しておいた問題について触れたい．その問題とは，精子や卵子の売買に関する問題である．

日本では精子や卵子の売買は学会レベルで禁止されている．しかし，アメリカなどでは精子や卵子は公に取引されている．提供される精子や卵子に対して，遺伝的疾患があるかどうか，健康かどうかが徹底的に診断される．それは売るための最低限の条件である．誰も病気の可能性のあるものや，病気のものを買いたいとは思わないのだから，当然のことである．しかし購入者は健康だけを基準に購入するわけではない．IQの高い人，ノーベル賞を受けた人，スポーツあるいはビジネスで成功をおさめている人，スーパーモデルなど，容姿や才能に恵まれた人の精子や卵子が求められる．それゆえ，それらの精子や卵子には高額な値段がつく．

これは明らかによい遺伝子の選択以外の何ものでもない．前章で述べたが，健康な子供を望む気持ちは認められても，はたしてよい子供を望む気持ちは認められるのだろうか．よい遺伝子を持った子供を望む気持ちは，さらによりよい遺伝子の子供を持ちたいという気持ちへと簡単に増幅する．それは子供の遺伝子をよりよいものに設計し直すという③の再設計という遺伝子操作に繋がる．そして，この再設計のほうが，よい精子・卵子を購入するよりも確実な方法である．なぜなら，たとえばある女性がよい遺伝子を持った精子を購入して人工

授精をしたとしても，生まれてくる子供は自分と精子提供者の DNA をそれぞれ半分受け継いでおり，その結合には偶然が伴うからである．子供はよりよい遺伝子を持つかもしれないし，持たないかもしれないのである．

　以上のことから，よい精子や卵子を買うという問題はよりよい子供を遺伝的に再設計するという問題に含まれる．遺伝子の再設計の問題は後の節で取り扱う．ここでは，よい精子や卵子を売買することのもう一つの問題を検討しておく．精子や卵子の値段がその提供者の容姿や才能によって決定されるということは，その提供者を価値づけするということである．その価値づけは遺伝子レベルにおけるランクづけである．一見すると，提供者の努力や意志力によって評価されているように思えるが，そうではない．というのは，そこでは提供者の現実の成功はよい遺伝子の結果である，と考えられているからである．すなわち，ここでは提供者が生まれながらに持っている才能や血筋が評価基準となっているのである．これは問題ではないか．

　自らの努力によって成功した者が称賛され，その結果経済的に恵まれること，逆に努力しなかった者が認められず，その結果経済的に恵まれないこと，これは誰もが納得する評価と報酬である．確かに，経済的報酬の格差があまりにも大きくなりすぎることは許されないが，再チャレンジの機会や可能性を排除しない程度の格差範囲であれば，誰もが自らの努力とその結果で評価されることに異を唱えないだろう．しかし，生まれ，つまり遺伝子が評価の基準である場合はどうだろうか．君はよい遺伝子をあまり持っていなさそうだから 1 万円，彼はよい遺伝子を多く持っていそうだから 30 万円，彼女は素晴らしい遺伝子を持っていそうだから 100 万円，とこのように値踏みされることは，たとえ評価が高額になるとしても，その人が努力と意志で築き上げてきた人生や，その人の心を著しく傷つけることになる．なぜなら，提供者は自らの人生を自ら決断する自律の尊厳をもった人格としてではなく，単なるよい遺伝子を提供する素材と見なされているからである．この点において，やはり精子や卵子の売買は禁止されるべきであると思われる．

3 遺伝子検査による予防と治療

前節の最初にあげた①と②の遺伝子操作は，遺伝子に直接手を加えたわけではなく，人の遺伝子全体を排除・選択しただけにすぎない．それに対して③の再設計は，まさに遺伝子に直接手を加える操作である．その目的は遺伝子でヒトを改良することである．それとは違って，遺伝子に直接手を加えるとしても，目的が治療のためである遺伝子操作がある．これは，言うならば，①②と③の間に位置づけられるものである．ここでは，この治療的遺伝子操作に関して考察する．

遺伝子治療を実施するには，まず遺伝子検査がなされなければならない．かつては一人の遺伝子情報を解読するには多くの時間と費用が必要であった．しかし，**DNAチップ**の開発によって短時間に，しかも安価に遺伝子情報を読み解くことが，現在では可能となっている．近いうちには，DNAチップとパソコンによって，個人が自宅でも遺伝子診断できる日が来るかもしれない．

遺伝子検査によって判明することは，現在かかっている病気の原因である遺伝子だけではない．その人の遺伝子情報のかなりの部分がDNAチップで解読できる．この遺伝子情報はその人の生物的特徴から心理的特徴にいたるすべての特徴の設計図である．それゆえ，この遺伝子情報はこれ以外にはありえないほど最も個人的な情報である．これによって個人が特定できるばかりではなく，個人の遺伝子情報から，両親や親族の遺伝子情報を推測することができる．個人の遺伝子情報は最も個人的であるとともに，広がりのある情報である．このような情報である以上，個人の遺伝子情報は慎重に取り扱われるとともに，厳重に保護されなければならない．

また，遺伝子検査によって，まだ発症していない病気の原因となる遺伝子が発見されたりする．たとえば，不治の遺伝的疾患の因子が発見されるかもしれない．乳癌になる遺伝的可能性が見つかるかもしれない．さらには，自分だけでなく両親や子供も同じ病気になる遺伝子を持っていることが，自分の遺伝子検査で分かってしまったりする．未来の可能的病気の情報は本人にとっても，時には家族にとっても，大きなショックを与えることになる．そこで，遺伝医

学関連学会は「**遺伝学的検査に関するガイドライン**」[1)]において，遺伝学的検査をする際のインフォームド・コンセントと**遺伝カウンセリング**の重要性を説いている．

遺伝カウンセリングやインフォームド・コンセントにおいて，カウンセラーや医療者は「病気にかかる可能性がある」とだけ伝えるのではいけない．発症する確率，その確率が他の人と比べてどれ程大きいのか，どのようにしたら発症する確率を下げることができるのか，すなわち，どのようにしたら予防できるのか，これらを説明し，十分な心のケアをするのでなければならない．

ところで，ある人が癌になる高い可能性を持っているとしよう．保険会社は当然その人と保険契約を結ぶのは避けたい．また，企業もその人を雇いたいとは思わないだろう．保険会社と企業は自らの利益のために，加入や入社希望者に遺伝子検査を強制するかもしれない．これは許されることだろうか．ユネスコはこれを認めない．ユネスコは「**ヒトゲノムと人権に関する世界宣言**」[2)]の第6条において，「何人も遺伝的特徴に基づいた差別を受けるべきではない」と明言している．その理由は，第2条にあるように，個人は遺伝的特徴に還元されるものではなく，遺伝的特徴とは無関係に人としての尊厳と権利を持つからである．この理由を支えているのは，遺伝子決定論の否定である．すなわち，個人は遺伝子によって完全に決定されているのではないということである．人は自由な決断によってその人であるということに，その人の尊厳があるのである．

さて，遺伝子検査に基づく遺伝子治療とはどのようなものなのか．

DNAチップを用いることによって，簡単に病気の原因である遺伝子の変異

---

1) 日本人類遺伝学会ホームページ「参考資料」参照．
2) 文部科学省ホームページ＞基本・共通＞国際関係＞日本ユネスコ国内委員会，「ユネスコ関係の法令」参照．ちなみに，第2条と第6条の原文は下記の通りである．

    Article 2 (a) Everyone has a right to respect for their dignity and for their rights regardless of their genetic characteristics. (b) That dignity makes it imperative not to reduce individuals to their genetic characteristics and to respect their uniqueness and diversity.

    Article 6 No one shall be subjected to discrimination based on genetic characteristics that is intended to infringe or has the effect of infringing human rights, fundamental freedoms and human dignity.

を発見することができる．それゆえ，従来の諸検査よりも病気の診断は的確である．また，遺伝子の変異と患者の遺伝子のタイプが分かれば，その人に最適な薬を投与することができる．これを**テーラーメイド薬**と呼ぶ．

　遺伝子治療は変異している遺伝子そのものを治療することではない．遺伝子の変異のために異常なタンパク質が形成され，それが病気を引き起こしている．そこで，変異している遺伝子はそのままにして，正常な遺伝子を導入し，正常なタンパク質を形成して病気を治療する．このように遺伝子治療とは補充的療法である．したがって，厳密に言えば，遺伝子治療とは遺伝子を操作することではない．遺伝子を操作しないから，遺伝子治療は安全であり許されると主張されることがある．しかし本当にそうなのか．

　遺伝子治療に反対する理由は二つ考えられる．それは，①安全性の問題，②神や自然への冒瀆，である．安全性に関しては，正常な遺伝子を導入する際に，遺伝子の運び屋として用いられるウィルスベクターが別の病気を引き起こす可能性がある．それだけではなく，導入された遺伝子そのものが新たな変異を引き起こす可能性がある．さらに，生殖系細胞に対する遺伝子治療は，その結果が子孫に遺伝するので，どのような影響が生じてくるのか予測できない．危険な結果を生み出す恐れがあるのである．

　しかし，新しい治療法には常にリスクが伴うものである．そのリスクを最小限に抑え，最小限のリスクよりも得られる利益が甚大であるなら，そのような治療は全面的に禁止されるべきものではない．厳しい規制のもとに基礎研究，臨床研究を積み上げて実施していけばよいことである．だが，生殖系細胞への遺伝子治療の危険性は予測不可能である限り，やはり現時点では禁止されるべきである．文部科学省と厚生労働省による「**遺伝子治療臨床研究に関する指針**」[3] 第1章・第6はそれを禁止している．

　②の神や自然への冒瀆という反対論を支えているのは，たとえ私たちが生命

---

3) 文部科学省・ライフサイエンスの広場ホームページ＞生命倫理・安全に対する取組＞遺伝子治療臨床研究関係，参照．第1章の第6：人の生殖細胞又は胚（一の細胞又は細胞群であって，そのまま人又は動物の胎内において発生の過程を経ることにより一の個体に成長する可能性のあるもののうち，胎盤の形成を開始する前のものをいう．以下同じ．）の遺伝的改変を目的とした遺伝子治療臨床研究及び人の生殖細胞又は胚の遺伝的改変をもたらすおそれのある遺伝子治療臨床研究は，行ってはならない

の設計図を手に入れたとしても，それを改変することは許されない．なぜならそれは神や自然の権限だからである，という考えである．しかし，私たちは自らの浅はかな欲望を満たすために，自然を全面的に改変しようとしているのではない．遺伝子治療は，病気で苦しんでいる人を救うことだけを目指している．苦しんでいる患者をそのままにして，ただ死ぬにまかせる．そのような残酷なことを慈悲深い神や母なる自然が命じるとは思われない．もし命じるとするなら，そのような残酷な神や無慈悲な自然とは決別したほうがよいだろう．

4　ヒトを改良し強化する

　よい子に生まれなくても，とにかく病気もなく健康に生まれてきて欲しい．出産のときは両親の誰もがそう思う．しかし，ヒトゲノムが解析されヒトの設計図を掌中にしてしまったいま，健康な子供への欲求はよい子供，よりよい子供への欲求となり，遺伝子の再設計，デザインへと親を駆り立てる．**デザイナー・ベビー**の誕生である．これこそ，言葉の厳密な意味で，遺伝子操作である．ここでは，受精卵の遺伝子を再設計する改良的遺伝子操作に関して検討する．

　受精卵の遺伝子を操作して，両親が望む思い通りの子供が授かるようにする．子供は自然で偶然的な遺伝子結合によって誕生するのではない．子供は両親によってデザインされる．子供の何がデザインされるのかを表にまとめたので，それに沿って見ていこう（表4）．

　その前に，以下は仮定の話であることを注意しておく必要がある．なぜなら，デザイナー・ベビーは現時点では不可能だからである．しかし，全く不可能ということではない．限りなく実現可能な領域に入ってきている．だからこそ，もし現実化されたとき，そこにどのような問題があるかを予め検討しておくべきなのである．また，検討をしやすくするためには多少SF的な推測も交えざるを得ない．

　容姿をデザインすることは，思っているほど，あまり意味をなさない．遺伝子操作では後の変更が困難であり，またコストもかかりすぎる．そのような遺伝子操作を用いなくとも，髪の色はカラーリングによって，髪の質はパーマによって，目の色はカラー・コンタクトによって，好きなときに好きなように変

表4 遺伝子改良の対象となる特徴

生物的特徴	容姿	髪の色や質、目の色、肌の色など
	体型	身長、座高、体重など
	能力	筋力、視力、聴力、老化など
心理的特徴	気質	陽気、陰気、怒りなど
	能力	記憶力、計算力、知能、音楽的才能など

更できる．さらに美容整形もある．ただ，肌の色となると多少事情が違う．日焼けサロンで，肌を小麦色にはできるが，肌を根本的に白くしたり黒くしたりすることは遺伝子レベルでなければできない．このことは，おもしろいことを示唆する．肌の色が遺伝子レベルで変更可能となれば，肌の色による人種差別には意味がなくなるということである．

　子供の体型をデザインすることは，かなり魅力的で誘惑的である．なぜなら，身長や座高はトレーニングでは変更できないからである．一方，体重に関しては，運動によって調整することができる．しかし，体重の調整はかなり辛い仕事である．なぜ辛いのか．それは肥満のかなりの部分が遺伝子によって決定されているからである．遺伝子に逆らう仕事は大変なのである．それゆえ，背が高く，足が長くて，スマートな体型が遺伝子操作で手に入るのであるなら，多くの親がそれを希望すると思われる．

　子供を有名なスポーツ選手にしたければ，筋力を遺伝子レベルで底上げしておけばよい．これは，薬物による筋肉増強が禁止されているのと同様に，競技における公平さを破ることであり，そのような試合は成立しない，と批判される．遺伝子強化されたジーンリッチとナチュラルの試合は競技にならない．ならば，競技に体重別や男女別があるように，ジーンリッチとナチュラルに競技を分ければ問題ない，と反論できる．しかし，それではジーンリッチの競技は遺伝子操作技術の競争になってしまい，競技の本来の意義が喪失してしまう．スポーツ競技とは選手の努力と意志とトレーニングの成果を競うことであり，私たちは選手の偉業を讃えるのであって，遺伝子を讃えるのではない，と再び

批判される．しかし，この批判は的外れである．なぜなら，この批判は遺伝子決定論を前提としているからである．遺伝子強化をしても，努力や意志やトレーニングが全く無効になることはない．

　両親が病気というほどではないが，視力や聴力の点で多少日常生活で困っているとする．この両親は，子供がそのようにならないように，それらの能力を遺伝子操作で底上げをする．この親の想いは批判されるべきではないだろう．では，視力を平均以上に，たとえば4.0に改良することはどうだろうか．不自然な視力であるとの批判があるかもしれない．しかし，アフリカの草原や砂漠地帯に住んでいる人にとって，この視力は普通のことである，と反論できる．アフリカではその視力が生きていくうえで必要だからである．しかし都会では4.0の視力はあまり意味をなさない．それゆえ，変更困難で，しかもリスクとコストのかかる遺伝子操作を実施する人はまずいないと思われる．もし万一そのような視力が都会で必要となるとしても，きっと遺伝子操作とは違った，もっと安全でコストのかからない代替方法が開発されるだろう．ただ，音感や絶対音感となると，これは代替器具よりも，遺伝子操作で装備したほうが便利である．そして，それを批判する理由があるだろうか．

　細胞は遺伝的に分裂の回数が制限されている．ならば，その老化遺伝子を操作すれば，老化を防ぎ，もっと長生きができるようになるかもしれない．長寿や不老不死は人類の古からの普遍的な欲求である．長寿や不老不死を願うことは間違った望みなのだろうか．人生は有限だからこそ意味や輝きがある，不死への欲求と有限な生という矛盾こそが生を充実化させる，という主張がある．古代ギリシアの叙事詩『イーリアス』の英雄たちは，それを熟知していた[4]．人間は死すべき運命にあるからこそ，誉れを求めて人は勇敢でありえたのである．一方，人間の無限の可能性を信じ，死を乗り越えることこそが人類の最大の幸福である，という全く反対の主張がある．人間の探究心は無限であり，ス

---

4)　ホメーロス『イーリアス』呉茂一訳，平凡社ライブラリー上巻492頁．トロイの英雄ヘクトールはこう叫ぶ．
　　ところが事実は，否応なしに，数知られぬ死の運命が
　　立ち迫っていて，人間の身の，到底これを避けようもない．
　　されば往こうよ，他に誇りを提供すか，みずから獲るかと．

タートレックの宇宙探求の旅は終わることがない．はたして，どちらの見解が正しいのか．

　陽気や陰気の気質はかなりの部分が遺伝子によって決定されている．現代社会は陽気であるほうが成功しやすいので，多くの親たちは子供が陽気であるように遺伝子操作する．その結果，陽気な人間で社会が埋め尽くされ，社会が均一化し，社会が不活性化する，とこのような批判が考えられる．しかし，この批判は妥当ではない．なぜなら，多くの親たちが陽気で明るい子供を望むとは限らず，思慮深くおとなしい子供を望む親も同じようにいるはずだからである．さらに，子供は環境や教育のなかで，自らの気質を自らの意志と努力によって乗り越えていくことができる．そして，往々にして陽気な気質の人はおとなしくて思慮深い性格を形成することで，自らの気質の一面性を補おうとするものである．したがって，陽気な遺伝子であろうと陰気な遺伝子であろうと，反対のものが性格によって補われ，社会が均一化することはありえないと思われる．

　ならば，そもそも親が陽気か陰気かのどちらかに気質を遺伝的に操作することには意味がない，と再び批判されるかもしれない．しかし，全く無意味なわけでもない．性格が気質を補う過程は親の教育や親が与える環境に左右される．子供が気質を超えて補う性格を形成するには，時間と個人的な人生経験が必要である．そうすると，親子関係における気質の違いは深刻な問題を引き起こすかもしれない．気質の違う親子の悲劇は現実に少なからずある．

　怒りという気質は扱いが難しい．怒りは暴力や犯罪に繋がる．怒りの犯罪遺伝子があるのなら，その遺伝子をノックアウトすることは犯罪防止として社会的に有益である．誰もがそのように考えるだろう．しかしこの考えは妥当ではない．生まれながらの犯罪者は存在しない．怒りが暴力や犯罪になるには決断が必要である．怒りと暴力犯罪の間には自由という間がある．暴力犯罪者が，自分がやったのではなく犯罪遺伝子がやらせたのだ，と主張したとしても，この弁解はどこかおかしいと，誰もが思う．それは遺伝子が行動のすべての原因ではないことを，私たちは直感的に知っているからである．さらに，怒りは暴力や犯罪に繋がるだけの全くマイナスの気質ではない．怒りは自己防衛というプラスの側面も持つ．したがって，大切なことは，怒りの遺伝子をノックアウトすることではなく，教育と環境を整備することで，怒りをマイナスの方向に

傾けないような習慣と性格を形成できるように，教育の充実と社会環境の整備をすることである．そのことのほうが，個人にとっても社会にとっても意義深いことである．

　記憶力・計算力・知能（IQ）は，かなりの程度遺伝子に依存していることが研究で判明している．これらの能力は遺伝子操作で高めることが可能になる．この話を助産学専攻の授業で講義していたときのことである．子供のいない若い女子学生たちは無反応か，子供の能力をデザインすることに否定的だった．しかし，子供のいるある女子学生は次のように熱く述べた．是非とも遺伝子操作をしてこれらの能力を高めてやりたい，子供が漢字や歴史年表の暗記をし，計算の宿題をするのに大変苦労しているのを見ているとかわいそうで仕方がない，かわいそうなら止めさせればいいのだが，子供の将来を考えるとそうはできない，と．これらの能力は現代社会のなかで生きていくうえで，かなり重要な要素であり，子供がせめて平均から落ちこぼれないように，親の誰もが望む．この親の希望は批判されるべきなのか．

　さらに，これらの能力を遺伝子的に底上げすることは，人類社会の進歩と福祉に大いに貢献することになる．たとえば，多くの天才が出現すれば，難病が治療可能になるだろうし，画期的な発明・発見が促進される．天才でなくても社会の全体的な能力の底上げは，あらゆる面での生産性を増強する．そのようなチャンスを封じることは許されないとする見解もありうる．これに対しては，真の人間の幸福はそのような技術革新や増強にはありえない，という批判が投げかけられるだろう．

　音楽は人生を豊かにするとても重要な要素である．音楽の素晴らしさを知っているが，音楽に疎い親は子供にせめて平均的な音楽的才能を最初から装備しておいてあげたいと願う．この望みのどこに問題があるのだろうか．

　以上，ヒトの強化的改良を個々に考察してきた．あらゆる見解が網羅されたとも，考察が十分だったとも言えない．考えるべきことはたくさん残っている．しかし，以上の考察から，改良はすべていけないとも，すべて許されるとも，簡単に主張できないことが見えてくる．なぜなら，改良的遺伝子操作のなかには，意味のあるもの，意味のないもの，個人の選択にまかされるもの，社会の選択にまかされるべきもの，決して認められないものなど，いろいろあるから

である．それゆえ，改良的遺伝子操作に関して全体的に議論することも確かに大切ではあるが，個々の改良がどれに分類されるのか，以上のように個別に検討することも必要である．

5　改良は悲劇の始まりか

　ここでは，強化的改良的遺伝子操作を前節のように個別に扱うのではなく，改良的遺伝子操作一般に対する次の四つの反対論を検討する．①危険による反対論，②社会的差別による反対論，③社会的均一化による反対論，④親子関係による反対論．これらの反対論から帰結することは，改良的遺伝子操作は人類の悲劇の始まりとなる，ということである．しかし，本当にそうなるのだろうか．

反対論①危険性が高すぎる．
　改良的遺伝子操作は高い危険性がともなう．なぜなら，一つの遺伝子が一つの特徴に対応していることはまれであり，遺伝子が複数関係して一つの特徴を形成している．さらには，その特徴も複数の特徴のなかで意味をなしているからである．特に，子孫に受け継がれることになる生殖系細胞の改良的遺伝子操作は，数世代後に異常が発生するかもしれず，安全性の予測はかなり蓋然的である．
　この反対論は理解できなくはない．しかし，すべての改良を止めさせるほど十分な説得力があるとは思われない．新技術は常にリスクをともなうものであり，リスクを慎重に回避しながら，私たちはここまで来たのだからである．さらに，リスクの問題は本質的には技術の問題であり，倫理の問題ではないからである．技術のリスクを回避するのは技術である．そして，技術によってリスクが完全に回避されても，実施してもよいのか，それともいけないのか，という倫理の問題は残る．

反対論②遺伝子レベルでの社会的差別が生じる．
　改良的遺伝子操作を子供に授けられるのは経済的に豊かな人たちである．そ

して，それは子孫にも受け継がれ，さらに改良による強化が進められる．モデルのような素晴らしい体型と容姿を持ち，知的にも優れ，社交的な人たちが出現する．あるいは，部分的に特化されて，天才的な科学者，才気あふれる芸術家，常に前向きで成功が約束されているビジネスマン，負けることを知らないスポーツマンなどが，誕生する．このような**ジーンリッチ**（GenRich）な人々が誕生する一方で，経済的に貧しい人たちは子供の特徴をデザインする余裕はない．子供は親から自然に遺伝子を受け継ぐ以外ない．これらの子供たちはナチュラルかもしれないが，一方にジーンリッチがいるのだから，ナチュラルなどではなく**ジーンプア**（GenPoor）と呼ぶほうが，この事態が引き起こすことを考えれば適切である．シルヴァーは，このような遺伝的レベルでの格差社会を詳細に描いてみせる（Silver 1997）．格差社会は社会的差別や混乱を生じる．それゆえ，改良は実施してはならない．

　この反対論は理解できなくはない．確かに，そのような格差社会や差別的社会が出現するかもしれない．しかし，必ずそうなるということではないだろう．この反対論は改良的遺伝子操作を受けられるのは経済的に豊かな人たちであると想定しているが，この想定は必ずしも正しくない．新技術は最初のうちは高価であるが，技術開発が進めばコストは削減され安価になる．それに加えて，この技術が社会全体にとって有用であると誰もが認識すれば，需要も拡大されさらに安価になる．車，テレビ，冷蔵庫，携帯電話，パソコンなど，どれも最初は一般には購入できないほど高価であったが，いまでは誰もが所有している．遺伝子技術も同じである．たとえば，遺伝子検査に必要なDNAチップはもはや数千円でしかない．さらに，格差社会にならないように，予め公的な政策を施すことで，それを回避することも可能である．誰もが遺伝子操作を公平に受ける社会を想定することもできる．したがって，すべての改良を禁じるほど，この反対論は説得的ではない．

反対論③社会が均一化し個性がなくなり，社会は不活性となる．
　改良によって，誰もが同じような体型，同じような容姿，同じような能力を持つようになる．社会が均一化し個性がなくなる．個性がなくなれば，個人も社会も創造力や他者を愛する力が減退する．なぜなら，創造性や愛情は他者と

の違いから生じるからである．

　この反対論は説得力に欠ける．反対論は，改良において誰もが同じようなことを希望すると想定している．確かにそうかもしれない．実際，同じような格好をしている人はたくさんいるのだから，私たちは共通した理想像を求めていると言えなくはない．しかし，均一性がある一定の限度を超えると，必ず自分を他者から差異化しようとする人たちが現れる．あるいは，最初から差異化を図ろうとする人たちも大勢いる．

　そもそも，同一化と差異化は他方があってこそ成立する．同一性がなければ差異は意味をなさない．逆に，差異がなければ同じになるということは意味をなさない．したがって，かなりの強制力が働かない限り，すべてが均一である社会が生じることはない．たとえ強制力によって生じたとしても，必ず差異化への希求によって，そのような社会は崩壊する．崩壊には不必要なマイナスのエネルギーをかなり消耗する．それゆえ，均一化が限度を超えないように，公的な政策によってそれを回避する処置が予め必要となるかもしれない．どちらにせよ，創造性と愛が私たちに内在する限り，改良的遺伝子操作によって均一的社会が生じる可能性はかなり低いと思われる．

反対論④親子関係が崩壊する．
　生まれてくる子供をデザインすることは，子供が親の製品や道具になるということである．子供は親の願望を投影した製品であり，願望を実現する道具となる．子供は親の思うとおりに振舞い成長する限りは愛されるが，そうでなければ子供は欠陥品であり，もはや愛情の対象とはならない．返品のきかない大きなお荷物となる．ここでは，そもそも親は子供をそのままに受け入れるという仕方で愛しているのではない．親は子供をロボットのように操縦したいだけであり，操縦できる限りで愛しているのである．一方，子供のほうは親による変更困難な遺伝的運命を背負わされ，自分がみずからの人生を決断するという自由を奪われている．子供に人権や尊厳はない．このように子供のデザイン化は，親子関係を製作者と製品，あるいは計画者と道具の関係に変容させてしまう．これは許されることではない．

　この反対論はいくつかの点で妥当ではない．一つ目は，子供をデザインする

動機は必ずしも親の身勝手な願望によるものだけではない．先程の女子学生の言葉を思い出して欲しい．子供の将来を思うという動機もある．そして，自分よりも子供のためを思う親は大勢いる．二つ目は，親が子供に対して何かしらの希望を抱くとしても，それは必ずしも悪いことではない．しかし，多くの場合，子供は親の希望どおりにならないものであり，子供とは親の期待を裏切って成長するようなところがある．つまり，親子関係とは親の願望と子供の意思とのせめぎあいのうちにある．そして，このせめぎあいが分裂に終わらないのは，親子間における相手をそのまま受け入れようとする愛情という鎖による．三つ目は，子供に自律の自由がないというのは，遺伝子決定論による間違った推論である．これについては，後で検討する．

　ところで，親子のせめぎあいを包摂する親子愛とは，一体何に基づいているのだろうか．どんなに子供が悪いことをしても，あるいは悪い子供であっても，親が子供を愛するのはなぜか．考えられる理由は，親と子の血の繋がり，遺伝的繋がりである．似ているということが親子間の愛情にとって，きわめて重要な要素である．私たちの子なんだから，しょうがないわよと，しばしば親は嘆きあきらめる．しかし，そこには子供をそのまま受け入れようとする深い愛情が響いている．このことからも，親子の愛情にとっては似ているということが非常に重要な要素であることが伺われる．ならば，遺伝子操作によって，自らに似て非なる容姿・体型や能力を装備させた子供に，人類が延々とそうしてきたように，親はあふれる愛情を注ぎ込むことができるだろうか．この反対論はかなり説得力を持っていると思われる．

　以上，強化的改良的遺伝子操作への反対論を見てきた．反対論には，それを支えている共通した前提がある．それは遺伝子決定論である．これについて検討する．

　遺伝子は個人の生物的特徴から心理的特徴まですべてを完全に決定しているのではなく，それらは環境によって形成される．「氏か育てか」「遺伝か環境か」の論争は歴史が長い．しかし，今日，一方的な遺伝子決定論を唱える者も，全面的な環境決定論を唱える者もいない．遺伝と環境は互いに関係している，と考えられている．その関係性に対してはさまざまな見解があるが，基本的に

は次のように理解されている．

　個人の諸特徴は，遺伝が基本にあり，これは死ぬまで変わらない．それを基礎にして，それに親の影響，教育，社会的環境，個人的体験が作用して個人的特徴が形成される．たとえば，マンションの一室を想像してみよう．壁や柱などの骨組みは変更できない．この枠組みのなかで，私たちは机や椅子やソファを設置し，絵画を飾り，部屋の雰囲気を作り出す．枠組みが遺伝子であり，家具類は与えられた環境であり，雰囲気は私が作り出した私の諸特徴である．これは遺伝と環境の相互作用論である．したがって，遺伝は遺伝率という確率で表現される．たとえば，知能の遺伝率は60パーセントで，環境の影響は40パーセントある，とか言われる（この数値は正確な研究データではく単なる例にすぎない）．

　ヘイマーは，遺伝子と諸特徴の関係を気質と性格の関係で捉えている．気質は持って生まれた変わらぬもので，性格は気質を土台にしながらも環境や教育で変化可能なものである．この気質と性格の関係として，スリル，不安，怒り，依存，セックスなどを説明する（Hamer 1998）．これは相互作用論的な解釈である．

　相互作用論は遺伝を変化しない固定的なものと考えているが，最近では，発生システム論的な解釈が提唱され始めている．ムーアは，遺伝もまた環境の影響を受けると主張する（Moore 2003）．リドレーは，生まれは育ちを通してデザインされると主張する（Ridley 2003）．遺伝子と環境は互いに影響を及ぼすのである．

　相互作用論や発生システム論から理解されるべき，私たちの議論にとって重要なポイントはこうである．遺伝子操作は私たちの特徴を決定するものではない．そこには教育や環境が影響する余地がある，すなわち，遺伝子操作は子供の自由な決断を不可能にすることではない，ということである．ここからは次のような考えが浮かんでくるかもしれない．

　人は人を差別しては絶対にいけない，なぜなら，人間は生まれながらに平等なのだからと，私たちは教え込まれている．しかし，この主張は間違っている．遺伝と環境によって，人間は平等に生まれてはこない．ならば，遺伝子操作と環境を公平にすれば，真の意味で，人間は平等に生まれてくることになる．そ

うなれば，個人はまさに誕生後のその人自身の努力と意志と訓練によってのみ評価されることになる．これこそ真の平等ではないか．それゆえ，公平な遺伝子操作の実施は否定されるべきではなく，むしろ推進されるべきである，と遺伝子レベルでの平等論である．

この考えは，遺伝は不変的であるという相互作用論には適合するが，発生システム論では多少の無理がある．環境を公平にすることは不可能に近いからである．それゆえ，公平な遺伝子操作がなされても，子供は環境による差異を受けて生まれる．人間は生まれながらに平等であるというのは，事実を述べたものではなく，理念を述べたものである．たとえ，事実としては平等ではなくとも，平等であると見なして公平に振舞わなければならない．遺伝子的平等を唱える思想よりも，こちらの理念のほうが素敵ではないだろうか．そして，この理念のもとで子供の自律と親子の愛情が疎外されない限りで，公平な遺伝子操作の範囲内での改良は許容できることかもしれない．悲劇の幕は必ずしも切って落とされることはないだろう．

6 解放でも従順でもなく謙虚であること

この章を終えるにあたって，遺伝子操作を広い文脈から扱ってみよう．遺伝子操作はナノテクノロジーとロボット工学とともに，人間や世界を根本的に変化させようとしている．ストックはこの変化は避けて通ることはできず，たとえ問題が生じても乗り越えられると楽観的である (Stock 2002)．シルヴァーは，母なる自然を人間の理想に徹底的に合わせて改造しようとすることこそ人間の本性だ，と主張する (Silver 2006)．それに対して，フクヤマは，人間の本性は変えてはならず，変えれば悲劇がおこると主張する (Fukuyama 2002)．同じように，マッキベンは，もう十分ではないかと主張する (McKibben 2003)．私たちは，どのような態度を取ればよいのか．

人間や世界を改造してはいけない理由は何か．いろいろな理由が主張されるが，根強くて根本的なものは宗教的反対論である．世界は神が創造されたものであり，したがって人間はそれに手を加えてはならない．自然を変えたり，生命を改造したり創造したりすることは，神のように振舞うことである．これを

神は禁じている[5].

 しかし，このような主張は熱狂的なキリスト教徒でもなければ，誰も真剣には受け止めない．それに，日本ではキリスト教的な超越神を信仰している人はごくわずかであるから，このような主張は日本では意味をなさい．そうであるにもかかわらず，どうして世俗化されたはずのアメリカでも，もともと超越神的信仰のない日本でも「神を演じる」ということが議論に出てくるのか．

 ここで言われている神とは実は自然のことである．世俗化されたアメリカでは，自然はポスト・キリスト教における神の代替物であり，日本ではもともと自然に対する信仰心がある．アメリカでは神が自然となり，日本では神はもともと自然だったのである．自然は侵してはならない神聖なものである．それゆえ，私たちは自然の恩恵に感謝し，自然の摂理に従順でなければならない．

 人間や自然の改良賛成者には，そのような態度が許せない．改良できるのに，それを放棄することなど考えられない．神や自然が与える運命から解放されることこそが人間の真の自由である．人間は神や自然の奴隷ではなく，人間は神という仮説が不必要であることを認め，自然の主人であるべきだ，とこのように考えるのである．こうした態度は改良反対者からは傲慢な態度に思われる．

 このような立論では，賛成者にとっても，反対者にとっても益するところはない．どちらも極論に立って反論するから，相手も極論で応じなければならなくなっている．改良反対者は，人間や自然の改良によって，人類の不幸が改善される場合があることを素直に認めるべきである．そもそも，旧約聖書は「地を従わせよ」[6]と命じ，イエスは厳格に律法を守ることよりも隣人愛の実践を勧めている[7]ことを忘れてはならない．他方，改良賛成者は自然や生命に対する畏怖の念をあまりにも簡単に捨て去って，自然を全く資材や商品であるかのように見積もってはならない．自然に盲目に従うことでもなく，自然が何者でもないかのようにそこから解放されることでもなく，切り立った尾根を歩く

---

5) 旧約聖書「創世記」第3章5節参照．
6) 旧約聖書「創世記」第1章28節参照．
7) たとえば，安息日には何もしてはならないという戒律があるが，安息日に困っている人がいたら，安息日を厳守することよりもその人を助けることのほうが大切であると，イエスは述べている．新約聖書「マタイ福音書」第12章1-14節，「マルコ福音書」第2章23-28節と第3章1-6節，「ルカ福音書」第6章1-11節参照．

登山者のように，自然を前にして謙虚で慎重でなければならない．そうでなければ，登頂に成功する可能性もなければ，たとえ登頂に成功したとしても湧き上がる充実感と喜びは生まれないだろう．

◈考えてみよう◈
① なぜ植物と動物の遺伝子操作は認められているのか．それとも，今後は全面的に禁止すべきなのか．あるいは，一定の条件のもとで許されるのであれば，その条件とは何か．
② 植物と動物と人間の遺伝子操作について，それらには倫理的な相違があるのだろうか，それともないのか．
③ Aさんのクローン胚を作成し，全脳の成長を促す遺伝子をノックアウトし，脳のないAさんのクローン人間を作成する．このクローン人間の臓器や血液をAさんに移植する．この遺伝子操作は許されるか．
④ 産まれてくる子供の諸特徴のデザイン化には，意味のあるもの，意味のないもの，個人の選択にまかされるもの，社会の選択にまかされるべきもの，決して認められないものなどに分類できるとすると，表4であげたそれぞれの特徴の遺伝子操作はどれに分類されるだろうか．

もっと知りたい人のための読書案内

1. 毎日新聞科学環境部（編）『神への挑戦——科学でヒトを創造する』，毎日新聞社，2002年．
　——生命工学や遺伝子工学に関する第一線の研究者たちを取材し，研究がどの段階にきているのか，どこに向かっているのかを丁寧に紹介している．
2. レオン・R・カス（編著）『治療を超えて——バイオテクノロジーと幸福の追求』，倉持武（監訳），青木書店，2005年．
　——アメリカ大統領生命倫理評議会が2003年に提出した報告書．バイオテクノロジーが治療という目的を超えて，人間の特徴や能力の改造や強化に用いられた場合，何が起こり，そこにどのような倫理的問題があるかについて，

さまざまな意見を検討してまとめたもの．
3. リー・M・シルヴァー『人類最後のタブー――バイオテクノロジーが直面する生命倫理とは』，楡井浩一（訳），NHK出版，2007年．
　――著者は世界的に著名な遺伝子工学と生命工学の研究者である．魂・人間・自然・生命と遺伝子との関係について独自の見解を展開している．それは私たちが伝統的に培ってきた人間や生命に関する理解にとって，かなり刺激的な内容である．生命倫理学を学ぶにあたって，それらについて真剣に考えてみる必要がある．

第 6 章　脳死と臓器移植

1　論争を振り返る

　アメリカからバイオエシックスという学問が輸入され，生命倫理と翻訳されて大学のカリキュラムにはじめて導入されたのは，上智大学で1978年のことである[1]．その後，日本では80年代中頃から90年代にかけて脳死問題が盛んに議論され，それとともにバイオエシックスや生命倫理という言葉が日本の社会にも定着していった．そのような契機となった脳死問題の論争の歴史をまずは確認しておこう．

　脳死問題が医学界だけでなく一般社会に知られるようになったきっかけとして，二つの移植に関わる告発がある．一つは，1968年8月8日に北海道立札幌医大付属病院で行われた心臓移植である．手術に当たったのは同大学の和田寿郎教授である．最初は日本初の心臓移植ということもあり，また移植によって一人の患者が助かることもあって，かなり好意的に報じられた．しかし移植を受けた宮崎信夫が同年10月29日に死亡した後，和田教授は「未必の故意による殺人罪」と「業務上過失致死罪」によって告発された．告発したのは大阪の漢方医増田公孝である．それを受けて1969年5月に札幌地検は捜査を開始するが，疑わしくも証拠が不十分であるとの理由で，1972年8月14日に最終

---

[1] 翌1979年には，ジョージダウン大学ケネディ・バイオエシックス研究所のエンゲルハートやビーチャムらを招き，上智大学で日米倫理問題会議が開催された．その際に，同研究所が編纂した Encyclopedia of Bioethics 4巻（生命倫理百科事典）が紹介された．土屋1998, 19と青木1995, 307参照．

的に不起訴とした．

　この事件は臓器移植に関わる際の医療のさまざまな問題を提起したことはもちろんだが，それ以上に重要なのは，移植の時点で心臓提供者は本当に脳死していたのかどうかの疑惑である．たとえ確実に脳死していたとしても，脳死が人の死であるかどうかの非常に重要な問題が残る．もし脳死が人の死であるとするなら，和田教授を殺人罪で起訴することはできない．その反対に脳死が人の死でないならば，確かに和田教授を殺人罪で起訴できるわけである．起訴か不起訴かの重要な問題であるにも関わらず，札幌地検はこの問題に触れることなく証拠不十分として不起訴にしたのである．このように，脳死が人の死であるのかどうかの最も重要な問題が，当時はまだ議論もされていない状況だったのである．そもそも日本脳波学会が脳死判定基準を作成したのは1974年のことである．

　二つ目は，筑波大学で行われた脳死者からの膵臓と腎臓の同時移植である．行われたのは1984年9月26日から27日にかけてのことである．移植に関わった岩崎洋治，深尾立，能勢忠男の三人の医師らが，1985年2月12日，「殺人罪」「死体損壊罪」「虚偽公文書作成罪」で告発された．告発したのは，「患者の権利検討委員会」と「脳死立法反対全国署名活動委員会」の会員である．この事件では，和田教授の事件と違って，ドナーが脳死状態であったことは間違いないとされており，問題点はまさしく脳死は人の死であるのかどうかにあった．

　これら二つの事件によって医学の専門家でない人たちも，脳死という状態があり，そのような状態の人から臓器を移植するという治療が存在することを知るようになったと言えよう．さらにこれら二つの事件を詳細にレポートした中島みちの『見えない死』(1985)によって，医療の現場で脳死と移植とがどのように扱われているのかを克明に知ることができる．

　さて，筑波大学で行われた移植に関わった医師ら三人が告発された3ヶ月後の同年5月に，厚生省「脳死に関する研究班」が行った脳死症例の全国調査の結果が発表された．続いて12月6日に同研究班は，研究調査の結果に基づいて，脳波学会の判定基準を修正した新しい判定基準（通称：竹内基準）を公表した．この基準に嚙みつく形で，立花隆は雑誌『中央公論』に脳死問題の記事

を1985年11月号から86年8月号にかけて連載することになった．正確には，この連載が始まった当初は，脳波学会の判定基準が問題の対象であったが，連載の途中で厚生省の研究班による判定基準が公になり，立花はこれに対して疑問を投げかけたのである．この連載記事は後に中央公論社から，『脳死』というタイトルで1986年10月単行本として出版された．厚生省研究班は「国際的評価にも耐えられる」[2] 判定基準を作成したと自負していたが，立花はこの本のなかで厚生省の判定基準では「誤診があってもわからない」と厳しく批判した．これに対して医学関係者から立花批判がおこり，雑誌『諸君！』87年3月号に「立花隆著『脳死』に医師側からの反論——「脳死鎖国」ニッポンの恥だ」が掲載された．続いて立花はこれに対して雑誌『中央公論』87年4月号で「脳死を医師はごまかすな」と反論を展開した．この論争は，脳死が人の死であるかどうかという問題よりも，脳死が確実に判定できるかどうかをめぐって，かなり医学的な専門的議論が戦わされた．

立花が医学関係者たちと脳死判定基準をめぐって論争しているなかで，日本医師会の生命倫理懇談会は，1988年1月に「脳死および臓器移植についての最終報告」を公表した．報告は脳死は人の死であり，脳死体からの臓器移植は認められるとした．またその際の脳死判定基準としては，先の厚生省研究班の基準が妥当であるとした．直ちに立花はこの日本医師会の生命倫理懇談会の最終報告への反論を雑誌『中央公論』1988年3月から6月号と8月号で展開した．この反論を含めて，立花は『脳死』以降の医学界との論争をまとめた『脳死再論』を中央公論社から1988年12月に出版した．

一方，政府の対応はと言えば，1990年2月に「臨時脳死及び臓器移植調査会」，通称「脳死臨調」を設置した．委員は医学，法学，哲学，マスコミなど幅広く選出された15名からなり，脳死臨調の調査課題は「脳死は「人の死」か，脳死体からの臓器移植はどのような条件のもとに認められるのかという，二つの課題」[3] であった．「合計33回の定例会合，3回の国内視察，3回の海

---

2) 厚生省・脳死に関する研究班・昭和60年度研究報告書「脳死の判定指針および判定基準」．星野・斎藤 1991, 131-167 参照．
3) 臨時脳死及び臓器移植調査会「脳死及び臓器移植に関する重要事項について（答申）」(1992年)．立花 1992, 244 参照．

外調査，2回の意識調査，6回の公聴会の実施等，可能な限り慎重に審議を行って」[4]，脳死臨調は1992年1月22日，時の宮沢首相に最終的報告を提出した．最終的答申は先の日本医師会の生命倫理懇談会と同様に，脳死は人の死であり，「移植を必要とする人々が一人でも多く救済される方途を講じて行くことが今後のあるべき基本的な方向である」[5]とされた．また脳死判定基準については，先の厚生省研究班の判定基準が「現在の医学水準からみる限り妥当なものであろうと理解した」[6]と述べられている．厚生省研究班の判定基準を認めない立花としては，当然，この基準を安易に認める脳死臨調を雑誌『中央公論』でいくどとなく批判することになる．それを基にして中央公論社から出版されたのが『脳死臨調批判』(1992年9月25日)である．

立花の脳死問題に対する姿勢は終始一貫している．彼は脳死が人の死であるとの主張を批判しているのではない．むしろ彼は脳死肯定論者である．その論拠をまとめれば，意識を有した有機的統一体である人において，その統一性の座である脳が不可逆的に停止したのだからその人は死んでいることになる，というものである．彼が批判しているのは，ただ一点である．厚生省研究班の判定基準では脳死を確実に判定することができない，という点である．

それとは違って，脳死は決して人の死ではないとする強硬な意見を主張する人物が，当の脳死臨調の委員のなかにいた．それは梅原猛である．彼を含めた少数の委員があくまでも脳死は人の死ではないとして，脳死臨調の最終答申に自らの意見を少数意見として付記させた．

さて脳死臨調の最終答申を受けて，生命倫理研究議員連盟(生命議連)が立法化の作業に入る．1994年4月には，与野党15議員により「臓器移植法案」が国会に提出されるが，7月には国会閉会となり，審議見送りとなる．1996年6月には，生命議連が「臓器移植法案」の修正案を国会に提出するが，9月には衆参解散となり，審議未了で廃案となる．続く同年12月中山議員ら14議員が，中山案なるものを衆院に提出．その後，対案として金田案が提出されるも，最終的には中山案が一部修正され，翌1997年6月17日に衆参両院で可決，成

---

4) 同上，244参照．
5) 同上，255参照．
6) 同上，250参照．

立した．「臓器の移植に関する法律」は同年7月16日に交付され，三ヵ月後の10月16日から施行された．

「臓器の移植に関する法律」附則第2条には，「この法律の施行後3年を目途として，この法律の施行の状況を勘案し，その全般について検討が加えられ，その結果に基づいて必要な措置が講ぜられるべきものとする．」と明記されている．これに基づいて2000年10月から，同法の改正が検討され始める．2007年現在，「臓器の移植に関する法律の一部を改正する法案」が二つ審議中である[7]．同法が施行されて10年になるが，日本での脳死からの臓器移植は60数件にしかすぎない[8]．圧倒的な臓器不足状態である．この状態を是正することを主眼としての法改正案である．

2 問題を整理する

脳死問題はさまざまなレベルの問題を含んでいる．それらを区別しないと議論が間違った方向に進んだり，議論が混迷したりする．そのようなミスリードを防ぐために，まずは問題を整理してみよう．

脳死問題に関する一般的な説明や人々の理解は，おそらく次のようなものだと思われる．脳が壊れて死んでしまった後でも，人工呼吸器が取り付けられていると，心臓をはじめ他の臓器はまだ動いている．それゆえ脳死者から臓器を移植すると，心臓死からの移植に比べて定着率や生存年数がかなり改善される．これはとてもよいことである，と．しかし，ここにはいくつもの問題が隠れている．

まず，後半の臓器移植の部分に焦点を置いて考えると次のようになる．臓器移植でしか助からない命を救うことができるのだから，脳死からの移植はよいことである．これは功利的な考え方であり，脳死に関しては功利的な考えはまずは脇に置いておくべきである．なぜなら，人の命が救われることを理由に，

---

[7] 中山案（自民）と斉藤案（公明）と呼ばれているもの．どちらも第164回国会に提出された．両改正案とも，衆議院ホームページ＞議案＞164回（常会）＞衆法に「臓器の移植に関する法律の一部を改正する法律案」のタイトルで掲載されている．

[8] 日本における臓器移植に関する各種データは，日本臓器移植ネットワークのホームページを参照．

他者が生きているのか死んでいるのかを決めることはできないからである．脳が死んでいる人は，たとえ心臓が鼓動していても死んだのと同じであると主張できなければ，脳死からの臓器移植は人を殺すことになってしまう．「はじめに臓器移植ありき」の議論をしてはならない．問いを立てる順番は逆である．「脳死は人の死であるのかどうか」．この問いが先である．そして，脳死が人の死であると答えられたときに，はじめて「脳死者からの臓器提供は許されるのか」，「許されるとしたらどのような条件が必要か」が問われるのでなければならない．

ところで「脳死は人の死であるのかどうか」という問いには「死」という言葉が二度用いられている．最初の「死」は脳の死を示しており，後者の「死」は人の死を示している．さらに「脳死」なる言葉は別の意味にも用いられる．それは，脳の死による人の死を意味するもので，脳の死が人の死であると結論づけられたときに，はじめて成立する用法である．まとめるに，脳死問題では「死」という一つの言葉で「脳の死」「人の死」「脳の死による人の死」の三つの意味が表現されていて，最初と最後が同じく「脳死」と表現される．

このように多様な意味を一つの言葉で表現することは，脳死問題をミスリードするひとつの要因である．脳死問題にそれほど詳しくない一般の人たちは，「脳死は人の死であるかどうか」という問いを次のように受け取って考えてしまうかもしれない．「脳死」と言うのだから，もう死んでいることでなんだろう．あるいは「脳死からの臓器移植に賛成ですか反対ですか」という問い掛けに，次のように考えるかもしれない．「死」と言われているのだから，死体から臓器移植することに何ら問題はない，と．これらは「死」が意味するところが明らかに違うにも拘わらず，それらの意味が同じ言葉で表現されているために起こる間違った考え方である．そこで，本書では「脳死」を「脳の死による人の死」に用い，「脳の死」には使用しないことにする．すなわち「脳の死」「人の死」「脳死」という表現を用いる．

以上の考察を踏まえて，脳死問題を次のように整理しておく．

① 脳の死とは何か．
② 脳の死は人の死か．

③ 脳死を判定する基準は何か．
④ 脳死からの臓器移植の要件は何か．

3　脳の死とは何か

　脳は大きく分けると大脳と脳幹と小脳に分けられる．脳の死については，脳のどの部分が死んでいるかによって大別される．大脳・脳幹・小脳すべてが死んでいる場合が「全脳の死」で，脳幹だけが死んでいるのが「脳幹の死」で，大脳だけが死んでいるのが「大脳の死」である．大脳は高次な精神活動をささえ，脳幹は生命維持の働きをしている．したがって，大脳の死は高次な精神活動は見られないが，ほぼ自分で生命を維持することができる植物状態のことである．
　以上は，問題を考えやすくするために単純化した分類であり説明である．たとえば，純粋に脳幹だけが死んでいる状態は現実にはまれである．また，脳の機能はある程度は局在化しているが，各部分が相互に依存して働いていることも指摘されている．ここで押さえておくべきことは，脳の機能はますます解明されてきているが，いまだに未知なる部分が多いということである．
　さらに脳の死については，次のように問うことができる．脳細胞がどのような状態になった場合を脳の死と呼ぶのか．これには機能死と器質死の区別がある．機能死とは脳細胞が不可逆的に機能しなくなった状態である．それに続いて脳細胞が融解し始める．脳細胞が融解してしまった状態を器質死と呼ぶ．以上の「部分」と「状態」の区別から，単純に計算すれば，脳の死と呼ばれる状態は2×3の6通り存在する．全脳の機能停止状態，全脳の融解状態，脳幹の機能停止状態，脳幹の融解状態，大脳の機能停止状態，大脳の融解状態である．
　ここで，あらためて次のように問うてみよう．これら六つの状態うちのどれを脳の死と呼ぶのか．このように問われると答えに詰まるのではないか．それはどの状態を脳の死として選ぶのかという選択の困難ということよりも，どの状態にせよ，これらの状態を脳の死と呼ぶことに何らかの違和感を覚えるからであると思われる．すなわち，これらの状態は脳の死とは呼べず，脳のある状態を示しているだけなのである．

このことは次のような例から理解できる．手が機能しなくなったとしても，手が死んだとは言わない．肝臓が機能しなくなったとしても肝臓が死んだとは言わない．あるいは，手や肝臓の細胞が崩れてしまったとしても，手や肝臓が死んだとは言わない．あの人は死んだとは何の違和感もなく言えるが，特定の臓器が死んだと言うには違和感が残る．ここから推測できることは，死は単にある状態を指し示すだけではなく，ある状態に何かしらそれ以上のことを付加する言葉なのである．死という言葉は事実を示すとともに，何らかの意味をも示す．

　それでも，手が死んでしまった，肝臓が死んでしまった，と言えなくはないと反論されるかもしれない．確かに，そう言えないことはないが，それは第一義的に言えるのではなく，生物の死あるいは人の死との類比によって二義的に言えることなのである．人の死には「動かなくなった」「働かなくなった」「形が崩れてしまった」「腐ってしまった」という要素があり，それとの類比から特定の臓器が死んだと言えるのである．この類比が暗に作用して「脳の死」から「人の死」が連想され，脳の死＝人の死となり，脳死者からの臓器移植には何ら問題がないという結論が安易に導き出されるのは問題である．結論の是非は別にして，議論を省くようなミスリードをしないためにも，「脳の死」という表現が二義的なものであることを念頭においておくべきである．

4　脳の死は人の死か

　以上の理由から，この問いは「脳のどのような状態が人の死か」となる．さらに，この問いに答えるには，まず人の死が定義され，次にその定義に対応する脳の状態を決定するという手順でなされなければならない．したがって，正確な問題文は「人の死は脳のどのような状態に対応するか」である．

　まず，人工妊娠中絶の章で述べた人格論という考えがここでも適用されている．人格を持つものが生存権を持つ．人格とは自己意識である．ゆえに，自己意識のない者は生存権がなく，他者がその生命を守る義務がない．この考え方に従えば，ある患者の高次な精神活動を支える大脳が機能停止ないし融解状態にあれば生存権がなく，人として死んでいると見なせる．しかし大脳の機能停

止や融解状態とは植物状態のことである．植物状態では自己意識はないが，その人を死んでいると見なす人はほとんどいない．なぜなら，植物状態では脳幹が機能していて，多くの場合に自発呼吸があり，ほぼ自分の力で生命を維持しているからである．

そこで次のような考えがある．生きているとは自分の力で生命を維持している状態である．その反対に死とは生命の自立的維持・制御ができなくなることである．ところで，生命を自立的に維持し制御しているのは脳幹である．それゆえ脳幹が機能停止や融解状態にあればその人は死んでいると考えるのである．しかし脳幹が機能停止や融解状態にあっても，大脳が機能していることがある．つまり自己意識がある可能性がある．あるいは自己意識とは言わないまでも微かな意識が残存している可能性を排除できない．何らかの意識のある者を死んでいるとは決して言えない．

ところがイギリスは脳幹の機能停止をもって人の死と見なしている．その理由は，脳幹の機能停止の数分後に大脳も機能停止するからである．つまりイギリスの考え方は，大脳の機能停止＝人の死という大脳死説を前提としている．しかし，数分後に大脳が機能停止するということと現に大脳が機能停止していることとは，実際の問題としては違いがないとしても，その意味するところはまったく違う．いずれ数分後に死ぬということと現に死んでいることとは全く別のことである．

以上の二つの考え方をあわせた人の死の定義が考えられる．自己意識あるいは意識がなく，しかも自立的な生命維持や制御ができない状態が人の死である．この定義に対応する脳の状態は全脳の機能停止や融解状態である．全脳が機能停止や融解しているので，自己意識も自立的生命維持の可能性もない．ここで，全脳の機能停止と融解のどちらを人の死と見なすのか，という問題が生じる．脳細胞の機能停止の後に細胞の自己融解が起こる．しかし，機能停止も融解状態もいずれも回復が不可能な時点（point of no return）であり，それゆえ，ここでは功利計算が許される．臓器の定着率や医療経済的な功利を計算すると，全脳の機能停止時点を人の死とすることになる．「臓器の移植に関する法律」は全脳の機能停止＝人の死＝脳死，というこの考えを基本にしている．第6条②に「脳死した者の身体とは，（中略）脳幹を含む全脳の機能が不可逆的に停

止するに至ったと判断されるものの身体をいう」と規定されている．

　全脳の機能停止を人の死とする主張は，人の死に対する別の考え方からも言える．それは，人が生きているとは霊と肉とが融合していることであり，その反対に人の死とは霊が肉から離れることである．霊が肉体を離れるのは全脳が機能停止したときである．それゆえ全脳の機能停止は人の死である．この主張を非科学的と批判しても始まらない．なぜなら，科学が専ら事実問題であるのに対して，死は意味づけの問題だからである．それゆえ，宗教的な根拠の事実的な是非は括弧に入れた上で，このような宗教的な死の定義も意味づけの一つとして尊重されなければならない．

　全脳の機能停止を人の死とする考え方すなわち脳死に反対する意見がいくつかある．一つは，人が生きているということには「触ると温かい」という要素がある．したがって，人が死んでいるということには意識と自立的生命維持能力の消失だけではなく「触れると冷たい」ということも必要不可欠である．このような人の死の捉え方からすれば，全脳の機能停止だけでは人の死とは言えない．なぜなら，この状態では心臓は鼓動し血流があり触れると温かいからである．それゆえ，このような人の死に対応するのは全脳が機能停止し，なおかつ心臓が停止した状態である．全脳の機能停止の後に心臓停止が起こるので，それまで待たなければ人の死とは言えないという主張である．

　心臓の停止を人の死の要件とする主張は，人の死に対する別の考え方からもなされる．それは先程の霊と肉の分離を人の死とする考えである．ただし，ここでは霊が肉から分離するのは心臓が停止したときである．このような主張も死の一つの意味づけとして尊重されなければならない．

　もう一つの脳死反対論はこうである．人が生きているとは脳が機能しているということだけではない，脳とさまざまな臓器や組織が共同して全体として生きているのである，それゆえ人の死とは全体として起こる現象である，と．このような人の死の捉え方からすれば，人体の細胞がすべて崩壊している状態が人の死ということになる．全脳の機能停止から始まって，心臓停止を経て，人体の全細胞の崩壊に至ったときに，ようやくその人は死んだと主張できるのである．

　この全体としての人の死という考え方には，人の生死が人のおもんばかりを

はるかに超えているという人の命への畏敬の念が根底にある場合がある．さらに，霊の肉からの分離が全細胞の崩壊の時点であるという宗教的考え方も，そこにはあるかもしれない．

以上の考察を踏まえて，人の死とそれに対応する状態を一覧表にし，私見を述べたい（表5）．

表5 人の死の意味と身体的状態との対応

人の死の意味的側面	人の死の身体的側面
①自己意識がない	Ⓐ大脳の機能停止
②自立的生命維持能力消失	Ⓑ脳幹の機能停止
③意識消失＋自立的生命維持能力消失	Ⓒ全脳の機能停止
④霊の肉体からの離脱	
⑤意識消失＋自立的生命維持能力消失＋触ると冷たい	Ⓓ全脳の機能停止＋心臓停止
⑥霊の肉体からの離脱	
⑦生的活動の全体的消失	Ⓔ人体の全細胞の崩壊
⑧霊の肉体からの離脱	
⑨人の命への畏敬の限界	

自立的生命維持能力があるものを死んでいると主張できない，また微かでも意識のあるものを死んでいると主張できない，この二点は誰もが認めるだろう．したがって，①―Ⓐと②―Ⓑは人の死とは認められない．また人体の全細胞が崩壊している状態で人が生きているとは誰も主張しないだろう．したがって，⑦⑧⑨の理由はどれであれ，Ⓔは人の死であると誰もが認める．そうすると，人の死とは③から⑨とⒸからⒺの組み合わせのどこかで線引きをする問題となる．しかし，どこで線引きをするのが正しいのかということは問題にならない．なぜなら，ⒸⒹはともにⒺに不可逆的に到達するからである．それゆえ，どこで線を引くかは人それぞれの生命観や人生観によって決断されても構わない．この範囲では死の意味づけは個人の自己決定に委ねられるのである．これがここでの結論となるが，次の節でこの表は読み直される．

次の節に移る前に，確認しておくべきことがある．私たちのほとんどは，脳の死によって死ぬのではない．呼吸が止まり，心臓が止まり，瞳孔が散大することで死が宣告される．これを**三徴候死**と呼ぶ．脳死反対論者はこの通常の三

徴候死を誰もが分かる明確な死であると考えるが，三徴候死にも問題がないわけではない．三徴候死では瞳孔散大によって確認されているのは脳幹の機能停止だけである．全脳の機能停止が確認されているのではない．したがって，理論上は脳の一部が機能していて微かな意識や感受性が残存している可能性を捨てきれない．死にきってはいないのである．したがって，三徴候死での心臓停止直後の移植手術は危険な行為である．しかし，心肺が停止するとほぼ直ちに全脳は機能停止をしてしまうので，心臓停止直後の移植をしないのであれば，実際的には問題がない．さらには，24時間以上経たなければ埋葬は認められないので，不可逆性は十分に確保されていると言える．

5　脳死を判定する基準は何か

「臓器の移植に関する法律」で脳死は全脳の不可逆的機能停止と規定され，「臓器の移植に関する法律施行規則」でそれを判定する基準が定められている．ここでは，その基準によって正確に全脳の不可逆的機能停止を判定できるのかどうかを検討する．

〈脳死判定基準〉
① 深昏睡
② 瞳孔が固定し，瞳孔径が左右とも4ミリメートル以上であること
③ 脳幹反射（対光反射，角膜反射，毛様脊髄反射，眼球頭反射，前庭反射，咽頭反射および咳反射）の消失
④ 平坦脳波
⑤ 自発呼吸の消失
⑥ ①から⑤が確認された6時間後に再び確認
※上記の判定は当該患者の臓器移植を実施しない2名以上の医師によって行われなければならない．

この判定基準には多くの疑問が投げかけられている．
①の深昏睡とは意識がない状態をいう．この判定はジャパン・コーマ・スケ

ールとグラスゴー・コーマ・スケールを用いてなされる．たとえば，刺激を与えたのに全く動かないとか，開眼も発話もせず全く動かない場合，深昏睡と判定される．したがって，ここで判定される意識とは外に発現される意識すなわち外的意識である．外に発現されない意識すなわち内的意識は判定されない．外的には完全に麻酔がかかっていて意識がないと判定された患者が，術後に自分は意識があったがそれを外に向かって発することができなかったという症例が報告されている．それゆえ，「外的意識がないこと＝内的意識がないこと」にはならない．

　②と③は脳幹の機能が停止したことを確認する判定である．しかし，瞳孔が固定していることがそのまま脳幹の機能停止を示すものではない．このことは脳幹反射の消失も同じである．たとえば，角膜を何かで刺激をするとまぶたを閉じる反射が起きる．これは脳幹の働きによって起こる．それが起こらないから，脳幹の機能は停止したと判定する．しかし角膜反射は脳幹が機能していたとしても，まぶたに障害があれば起きない．あるいは脳幹と角膜とを繋ぐどこかが故障していたら，脳幹が機能していても反射は起きない．分かりやすくするために図式化する．刺激⇒A⇒脳幹⇒B⇒反射という流れのなかで，反射が起きないことは，Aと脳幹とBの三箇所のうち少なくとも一箇所に障害があることを示しているだけであり，必ずしも脳幹の機能停止を示すものではない．さらに，たとえ脳幹反射の消失を判定基準にあるように七つ調べたとしても，確かに確率は高くなるが，それは脳幹の機能停止を確実に示すものではない．しかも，七つの脳幹反射消失を調べたとしても，脳幹の全細胞が機能停止しているとは必ずしも言えない．

　④は大脳の機能停止を確認する判定である．しかし，頭皮を介しての脳波測定では脳の表層的部分の活動を捉えることができるだけである．それゆえ，たとえ脳波が平坦になったとしても脳の深部で脳が活動している可能性を排除できない．実際，頭皮上脳波が平坦であっても大脳皮質に直接電極を差し込んで測定すると脳波が見られる症例が報告されている．

　⑤の無呼吸テストはそのテストそのものの危険性が指摘される．人工呼吸器を外して自発呼吸の有無を確かめる時点で，かすかな自発呼吸があるか，あるいは自発呼吸が一時的に停止しているにすぎない場合，人工呼吸器を外すこと

自体が自発呼吸の完全停止を引き起こしてしまう可能性がある．そのため，まだ脳の機能停止状態でなかったものをそうさせてしまうかもしれない．端的に言えば，無呼吸テストが脳の死を引き起こしてしまう結果になりかねない危険性があるのである．そこで，「臓器移植法」では脳死判定を実施することにも，本人と家族の同意が必要とされている．

⑥の6時間後の確認は全脳の機能停止の不可逆性を確認するものである．6時間経てば脳の機能は絶対に戻ることはない．なぜ6時間なのだろうか．その根拠は6時間後に脳機能が回復した症例がデータ上ないからである．しかし，データの量やその収集の仕方によって結果はかなり違ってくる．実際，国によってこの観察期間は6時間から24時間とかなり開きがある．さらに，脳波に関しては6時間以上経っても発現する症例が報告されている．6時間以上たっても脳機能は不可逆ではない．脳の全体的な機能がいまだに十分解明されていない以上，脳機能の不可逆性を時間によって判定することは不確実さを免れない．それゆえ不可逆性が十分に保証されるには全脳の器質的変化である自己融解を待つべきであるとの意見もある．

以上の脳死判定に対する検討から言えることは，現行の脳死判定は全脳のすべての細胞の機能停止を判定しているのではなく，全脳の部分的細胞の機能停止を確認しているということである．すなわち，現行の脳死判定に従えば，全脳の機能停止とは全脳の部分的細胞の機能停止のことなのである．では，全脳の部分的細胞の機能停止は人の死であるのか．この全脳の機能停止は脳細胞の一部が機能しなくなっただけであり，意識や生命維持能力が残存している可能性を排除できない．原初的な意識や生命維持能力であっても，それが残存している人を死んでいるとは到底言えない．さらに不可逆性も保証されていないのだから，なおさらである．

全脳の機能停止では意識も生命維持能力も完全に消失しているのではないことを示すような症例や研究がいくつか報告されている．

その一つは，全脳の機能停止状態にある人が両手で祈るような動作をするという報告である．この動作を**ラザロ症候**と呼ぶ．この命名は新約聖書の登場人物ラザロに由来する．ラザロはイエスによって死から蘇ったと伝えられている[9]．

しかし脳死賛成論者は，ラザロ症候は死からの復活ではないと主張する．なぜなら，この動作は単なる脊髄反射にすぎず，全脳が不可逆的に機能停止していることに変わりはないからである．しかし，この主張を認めるとしても，人の形をした温かく自立的に動くものを端的に死んでいるとは呼べない．最低の生命活動であるとしても，その生命を尊重して保護しようと努めることのほうがよいことではないだろうか．それ以上に，ラザロ症候は脳幹の一部が機能している可能性，脳幹の機能が部分的にせよ回復した可能性を完全に排除できない．これを理由に，脳死反対論者は，全脳の機能停止は人の死ではないと主張する．

　もう一つは，長期にわたる脳死状態の研究報告である．全脳の機能停止状態すなわち脳死となっても，心臓が長期にわたって機能（最長21年，2004年時点）していたという報告である．脳死状態が長期化するにつれて，身体の各部分が相互に補って生命を統合し維持するようになる．このことは，脳だけによって生命が維持され制御されているのではないことを示している．

　以上の考察から全脳の機能停止について次のように結論づけられる．

① 意識の完全な消失ではない．
② 生命維持能力の完全な消失ではない．
③ 全く動かないわけではない．
④ しばらくして心臓が停止するわけではない．
⑤ 不可逆ではない．
⑥ ゆえに，人の死ではなく，重篤な脳障害である．

　この結論に基づけば，先の表は読みかえられなければならない．ⓒもⒹも人の死ではなく，重篤な脳障害にすぎない．Ⓓ以降で，全脳の融解状態＋心臓停止からⒺまでが，人の死として線引きが許容される領域であると考えられることになる．

---

9) 新約聖書「ヨハネ福音書」第11章1-44節参照.

6 脳死からの臓器移植

　脳死からの臓器移植問題は次のように展開されることが多い．脳の死は人の死であるから臓器移植は許される．脳の死は人の死ではないから臓器移植は許されない．なぜなら，脳の死が人の死でなければ，その臓器移植は殺人罪にあたると考えられるからである．しかし，脳の死が人の死であっても臓器移植に反対することは可能である．前節の考察では「脳の死（全脳の不可逆的機能停止）は人の死ではない」という結論であったが，まずは現行法が「脳の死（全脳の不可逆的機能停止）は人の死である」との立場なので，それにしたがって，脳死からの臓器移植の是非や条件について検討することにしよう．

　脳死移植に賛成する人の考えはさまざまである．死者からの臓器移植が認められているのだから，人の死である脳死からの臓器移植も当然認められる．死者の身体はもはやそれを所有する主体がないのだから，他者の命のために公的に利用されてもよい．治療法もなく死ぬしかなかった人が救命される．死ぬときぐらい善いことをしたい．焼いて灰にするくらいなら提供して人の命を助けたい．人は死ねばごみになるが，そのごみで助かる命なら助けたい．愛する人の心臓がたとえ他者のなかであっても生き続けていて欲しい，などである．脳死移植の推進者は「命のリレー」というフレーズで，脳死移植で人の命が助かることを強調する．

　脳死移植に反対する人の考えもさまざまである．たとえ死んでいるとしても，まだ温かい身体から動いている心臓を摘出することには恐怖感や嫌悪感がある．心臓は単なる血液ポンプだとは思えない．死んでも人は簡単にごみになるのではない．愛する人の心臓を他の人に提供したくない．死を看取る時間的余裕も精神的余裕もない．死んでも自分の臓器が他者のなかで生きているのは不気味である．臓器をもらってまでも生きたくない．脳死臓器移植を推進すると，人間を交換可能な部品の集合体と見なす人間観が蔓延し，人間の尊厳をないがしろにするような風潮が広がる．臓器不足のために，誰が臓器提供を受けて生き残るのか，誰が臓器提供を受けられず死ぬのかを決めることになり，弱者が切り捨てられるようになる，などである．

脳死移植には以上のようなさまざまな賛否両論があるが，ここで次の点を指摘しておきたい．それはルールが持つ次のような多層性である．自分自身だけが守るべきルール（個人的ルール），他者も守ったほうが良いと思われるルール（説得的ルール），他者も守るべきルール（強制的ルール）である．たとえば，愛する人の心臓を他者に提供したくないという主張について分析してみよう．

① 私は愛する人の心臓を他者に提供したくないが，他者がどうするかは全く他者の自由だと思う（個人的ルール）
② 私は愛する人の心臓を他者に提供したくないし，他者もできれば愛する人の心臓を他者に提供しないほうが後悔することもないと思うので，提供を考えている人にしないようにと説得したい（説得的ルール）
③ 私は愛する人の心臓を他者に提供したくないし，他者もそうすべきではなく法的に禁止すべきである（強制的ルール）

　①から②を主張するには，他者を説得できるだけの理由が必要である．さらに②から③を主張するにはほとんどの人を納得させるだけの根拠が必要となる．また，①②と③の間に位置するルールがある．それはある一定の条件のもとで認めるという許可的ルールである．自分がどの層に属するルールを主張しているのか，その層を区別しつつ脳死移植に関して議論すべきである．なぜなら，そうすることで無意味な主張の対立を予防できるからである．
　特に，宗教的な主張は基本的には②に留まるものであり，それを③として主張するには合理性を伴う根拠と説得力が必要であることを忘れてはならない．それを無視して経典や教義でそう言われているからという理由だけで③として主張するなら，それは他者の思想・信教の自由を侵害することであり，決して認められない．しかし，宗教的な主張をあくまでも②として説得活動をすることには何ら問題がなく，それさえも第三者が妨害や禁止をするのであれば，今度は逆に彼ら／彼女らの信教の自由を侵害することになるので，決して認められない．自分の主張するルールがどの層に属するのかを意識して議論することはとても大切なことである．
　ところで，現行法は許可的ルールであり，次のような条件が満たされれば脳

死移植は実施することができる．現在，現行法の改定が議論されているが，それは主にこれらの条件の変更に関するものである．

〈脳死臓器移植の条件〉
① ドナーとレシピエントのプライバシーの保護．
② 本人の提供意思文書があり，家族の拒否がないこと．
③ 15歳未満の意思は無効である．
④ 分配の公平性．
⑤ 臓器売買の禁止．

①のプライバシーの保護に関しては，提供後のトラブルを避けるためと，提供が純粋な善意であることを保証するために匿名性を原則としている．トラブルとして考えられることは，ドナーの家族がレシピエントに対して金銭を要求したり，レシピエントの移植後の生活に不当に干渉したりすることなどである．生活への干渉は，愛する者の臓器を大切にして欲しいという想いから生まれてくる．たとえば，せっかく命を救われたにもかかわらず，不健康な生活をしていたりするとドナーの家族はそれを強硬に改めさせたくなるだろう．しかし反対に，提供した家族と提供を受けた本人や家族が互いに生きていく支えとなることもあるので，両者が望むのであれば教えてもよいとする意見もある．

②の意思確認であるが，日本では本人だけではなく家族の同意も必要とする高いハードルが課せられている．世界的には本人の同意だけで提供できるのが普通である．ところで，意思確認には二つの表示方式がある．生前に本人が臓器提供に同意している場合に限り，移植が実施できるとする**同意表示方式**．生前に本人が臓器提供に拒否を示していなければ，同意していたものと見なして移植が実施できるとする**拒否表示方式**．日本の場合，本人の同意と家族の同意とがいるので，**拡張的同意表示方式**と言う．

現行法の改正議論の中心の一つが，この提供意思の確認の仕方についてである．家族の同意は不必要であるとの意見があり，その理由は二つある．一つは，家族の同意を必要とすることは本人の自己決定権の否定となるという理由．もう一つは，本人が提供に同意しているのに，家族の拒否によって，助かる命も

助けることができなくなるという理由である．さらには，同意表示方式ではなく拒否表示方式に変更すべきであるとの意見がある．これは明らかに臓器の不足に対応するための功利的理由であり，自己決定権の侵害にもなりかねない主張であって，もっと慎重に議論すべきである．

③の制限のために，現行法では15歳未満の臓器提供は不可能である．これでは，小さな臓器を必要としている年少者の命を助けることができない．同じ臓器移植という方法で大人は助けられるが年少者は助けられないというのはおかしなことである．誰もがそう思うだろう．そこで，15歳未満の場合は両親の同意で臓器提供ができるように法改正しようとする提案がある．しかし，これは子供の自己決定権を否定することになるとの批判があり，12歳以上15歳未満の場合は，家族の同意だけでなく本人の同意も必要条件とすべきであるという意見がある．

ここで，自律的な権限委任としての同意と法的に有効な権限委任としての同意の区別を思い出しておこう．ある年齢以下の子供の同意は法的には効力を持たないとしても，子供の意思を尊重しなくてもよいということには決してならない．自律尊重は法的レベルだけのことではなく，自分の行動を生活のなかに位置づける能力のある者は誰であれ，その自律は無条件に尊重されなければならない．そして，その能力がないときにのみ，はじめて両親だけの同意で子供の臓器提供が許される．しかし，その境界線は12歳ではなく，もっと年少であってもよいのではないだろうか．たとえば，6歳でも自分の意見はもっているだろう．

④については，日本臓器移植ネットワークがレシピエントの選択基準を設定している．基本的には，血液型や抗体の一致・適合と待機している期間や緊急性を基準に選択している．生体的な一致・適合を基本的基準とし，年齢や今までの社会的貢献度やこれからの社会的貢献度や扶養家族の人数などを基準とはしない．なぜなら，そこでは人の生死が決定されるからである．誰が生き残り，誰が死ぬべきなのか，一体誰がそれを決められるというのか．生死の決定権は人間にはないという考えである．またそのような基準が臓器移植をめぐって設定されると，それが通常の生活のなかでも作用することになる．社会に貢献しえない人を差別する社会が生まれるかもしれない．これは悪しき優生思想の再

来である，と非難される．

　社会的な功利基準は避けるべきだとしても，生体的なレベルである程度の功利的計算は許されるとする考えがある．血液型や抗体が一致する候補者が二人いる．移植後の生存可能年数は，Xは6年，Yは12年である．この場合はどちらに移植すべきだろうか．さらに，Xは6年しか生存できないとしても，ほぼ普通に生活できるまでに回復する．Yは12年生存できるとしても，あまり病状は回復せずに寝たきりのままである．さて，どちらに移植すべきだろうか．ここで，**質調整生存年**（Quality-Adjusted Life-Year＝QALY）という基準が持ち出される．通常の生活レベルを1.0として，Xの生活の質は0.8，Yの生活の質は0.3とし，それぞれに生存可能年数をかけるのである．そうすると，Xの質調整生存年は6×0.8で4.8年であり，Yのそれは12×0.3で3.6年となり，臓器はXに移植されることになる．一見すると公平であるかのようだが，問題がないわけではない．この基準によると，若者に比べて高齢者が不利になる．さらに，移植後の生活の質によって移植を決定することは，障害者差別を助長する可能性がある．結局，質調整生存年は生体的な次元での基準には留まらず，社会的な功利基準となってしまう危険がある．

　ところで，日本では，臓器提供には家族の同意が必要である．それは，家族の絆が自己決定と同程度か，あるいはそれ以上に大切にされる傾向があると，日本の社会では思われているからである．それが本当だとするなら，ドナーがレシピエントを家族に限って指定することも認められるべきである．他者には提供したくないが，家族なら提供したいと思う人の意思は，臓器提供に家族の同意が必要であるのと同じ理由で，尊重されるべきである．さらに，家族指定は臓器不足に対する一つの解消策にもなる．家族指定を認める改正案もある．

　しかし，家族指定は臓器分配の公平性に抵触するし，また臓器提供の動機を善意とすることにも反する．動機の善意に関しては家族を思う気持ちは純粋であると抗弁もできるが，家族であるからこそ逆に複雑な想いが他者よりもいっそう深く絡む危険性があるとも推測される．

　人の生死を人は決定していいのか．臓器分配の公平性とは何か．臓器分配の公平性をめぐる誰もが認めるルールは確立されているわけではなく，議論は続けられるべきである．

⑤の臓器売買に関しては，禁止する理由がいくつかある．臓器提供は善意を前提とするので，金銭の授受が介在してはならない．生命の尊厳から人体の商品化は許されない．低所得者層がドナーとなり，高所得者層がレシピエントとなる生命の経済格差が生じる，などである．これに対しては，臓器不足を解消するために，臓器売買を認めるべきだという意見がある．たとえば，臓器を国が一定の金額で買い取り，それを公平に分配することで，臓器不足と分配の公平性の両方が満たされるとする考え方もある．

以上が，全脳の機能停止を人の死とすることを前提とした脳死移植議論である．しかし，本書の前節の結論がそうであるように，全脳の機能停止を人の死と認めない立場であるとしても，臓器移植を否定しない考え方もありえる．たとえば，梅原に代表される次のような主張がある（梅原 1992, 1992, 2000）．脳の死は人の死ではなく，彼／彼女はまだ生きている．しかし，重篤で死が迫っているのだから，自己犠牲として臓器を提供することは認められる，と．

このような臓器提供は自己犠牲や菩薩行として規定される．しかし，むしろ「臓器摘出による尊厳死」として位置づけられるべきであると，私は考える．なぜなら，自己犠牲や菩薩行では，全脳の機能停止を人の死と認めるとき以上に，臓器提供の動機の純粋性が強調されることになり，これでは，臓器提供をしない人は善意の人ではないかのように見られるからである．すなわち臓器提供への心理的社会的な暗黙の圧力が高まり，提供しない人の権利が圧迫される可能性があるからである．これは脳の死を人の死とする立場においても，「命のリレー」という善意を強調しすぎれば同じ危険に陥ることになる．

さて，臓器摘出による尊厳死が許容される条件は上と同じようなことが想定されるが，これも同じように議論が尽くされなければならない．また，臓器摘出に関しては，提供者はまだ生きているのだから，麻酔を実施して決して痛みを与えないように実施されなければならない．

現代医療の高度な発達により，人は昔のように簡単に死ねなくなった．全脳の機能停止とは，まさに高度医療技術が生み出した生死を決めかねる曖昧な領域なのである．曖昧な領域であるからこそ，そこではもはや死は自然におとずれるものではなく，自己の尊厳を守るための自己決定としてしか生じなくなっている．現代医療によって死は自己決定の問題に追いやられたのである．

❖考えてみよう❖
① 「死」という言葉は人に対しては使用できるが，個々の臓器には使用できない．その理由は何だろうか．
② 臓器移植に関して家族の同意は必要だろうか．
③ 臓器移植の賛成論や反対論であげられた例のそれぞれは，個人的ルール，説得的ルール，許可的ルール，強制的ルールのどこに分類されるのか．
④ 拒否表示方式を正当化できるとしたら，それはどのような根拠によるのか．
⑤ 公的機関による臓器の購入と公正な分配は認められるか．

もっと知りたい人のための読書案内

1. 中島みち『見えない死——脳死と臓器移植』，文藝春秋，1985年．
　——脳死の概念や判定基準について，まだ明確に規定がなされていなかった日本で，はじめて実施された脳死臓器移植に関して丹念に取材をし，その問題点を指摘したもの．一般市民を含めた脳死論争の先駆的役割をなした．
2. 立花隆『脳死』(1986年)，『脳死再論』(1988年)，『脳死臨調批判』(1992年)，すべて中央公論社．
　——著者は「臓器移植法」が成立するまでの脳死議論の中心的な存在であった．これらの著作を読むことで，脳死と脳死判定基準の医学理解と，同法律の成立前史を知ることができる．脳死を議論するための必読書である．
3. 高知新聞社会部「脳死移植」取材班『脳死移植——いまこそ考えるべきこと』，河出書房新社，2000年．
　——「臓器移植法」施行後はじめて実施された脳死臓器移植を詳細に取材し，同法律とそれに基づく実施体制の問題点を考察し，一般に問いかけたもの．「日本ジャーナリスト会議賞」を受賞．「臓器移植法」制定以前の脳死移植を取材した上の文献1と読み比べることを薦める．
4. 臓器移植法改正を考える国会議員勉強会（編）『脳死論議ふたたび——改正案が投げかけるもの』，社会評論社，2005年．
　——現行の「臓器移植法」の改正をめぐって，さまざまな意見を知ることが

できる．巻末には「臓器移植法」といくつかの改正案が掲載されている．
5. 唐澤秀治『脳死判定ハンドブック』，羊土社，2001年．
　——対象は医療従事者であり，一般の読者にはやはり難しい．しかし，脳死の概念や判定基準及び法律との関係，実際どのようなことがなされるのかなどに関して，多くの有益な知識を得ることができる．脳死問題に関心があるなら，労力を惜しまずに読んでみる価値は十分ある．

第7章 安楽死・尊厳死

1 判例を見る

　安楽死あるいは尊厳死について考察する前に，実際にあった事件を四つ取り上げておく．二つは日本，残りはアメリカとベルギーでの事件である．

　〈事例1〉1961年，長男が父親を安楽死させた事件．長男は尊属殺人罪で起訴された．父親は脳溢血を再発し，全身不随となり，母親と長男が寝たきりの父親を自宅で5年間介護していたが，衰弱が激しく，すこしでも動くと激痛に襲われる状態であった．それに伴いしゃっくりの発作でもだえ苦しみ，父親は「早く死なせてくれ」「殺してくれ」と叫ぶありさまであった．医師が「おそらくあと7日か，よくもって10日だろう」と聞くに及んで，長男は父親への最後の親孝行であると思い殺害を決意する．牛乳に有機燐殺虫剤を混入．それを知らない母親が父親に飲ませ，父親は有機燐中毒により死亡した．判決は刑法202条嘱託殺人で懲役1年，執行猶予3年であった（名古屋高等裁判所1962年12月22日判決）．

　〈事例2〉1991年，青年医師が患者を安楽死させた事件．事件が起こったのは，神奈川県伊勢原市にある東海大学医学部付属病院である．患者は多発性骨髄腫の末期で，昏睡状態にあった．医師は患者の長男の要請で生命維持を含めた治療中止を実施した．さらに長男は「どうしても今日中に家に連れて帰りたい，なんとかしてください」と懇願するので，それに応じて医師は塩化カリウ

ム製剤を注射し急性心不全で患者を死亡させた．判決は殺人罪で懲役2年，執行猶予2年であった（横浜地方裁判所1995年3月28日判決）．

〈事例3〉カレン・アン・クインラン事件．1975年4月，当時21歳のカレンは友人の誕生パーティで酒を飲んだあと，精神安定剤を服用し昏睡状態に陥り，ニュートン記念病院集中治療室に運ばれ，大型レスピレータに装着される．その後，ニュージャージー州デンビルのセントクレア病院集中治療室に転院するも，意識は回復せず，光や音，痛みに反応するだけの植物状態が続き，ほとんどの医師が回復の見込みはないと判断した．同年9月，カレンの父ジョゼフ・クインランは弁護士を介して「通常外の手段であるレスピレータ」を外す許可を求めて，ニュージャージー州高等裁判所に提訴する．州高裁はこれを却下．クインラン側は直ちに州最高裁に上訴．翌年3月，州最高裁は父ジョゼフをカレンの後身人とし，医療機関が回復の見込みがないと判断した場合，レスピレータを外すことは認められるとした．同年5月，レスピレータが外される．予想に反して，カレンはその後9年間生き続け1985年6月に息を引き取った[1]．

〈事例4〉ジャンマリー・ロラン事件．ロランは幼少時に受けたワクチン接種が原因で，頭部と左の指先を除いて全身麻痺状態となり，首都ブリュッセル南部のヌフビルの障害者施設に入居していた．施設は完全個室で，パソコン，オーディオ施設があり，ソーシャルワーカーが身の回りすべての世話をする．入居料は無料である．彼は恋人ができた幸福のさなかに，医師に頼んで処方してもらった致死薬のカクテルを飲んで死亡した（2000年）．ベルギー司法当局は医師を追訴しなかった（三井2003, 153-160）．

事例を読むと，安楽死や尊厳死にもいろいろなケースがあることが分かる．後の考察のためにも，それぞれの相違点を表にしておく（表6）．

最初に，安楽死と尊厳死の違いについて述べておく．安楽死とは患者の耐え難い苦痛を除き，安らかに死に至らしめることである．それに対して尊厳死は，

---

[1] カレン・アン・クインラン事件に関しては，香川2006参照．

表6　安楽死の事例の比較

	終末期	回復不能	苦痛	本人意思	手段	実施者
事例1	○	○	○	○	積極的	息子
事例2	○	○	×	×	最初は消極的 続いて積極的	医師
事例3	×	○	×	×	消極的	医師
事例4	×	○	×	○	積極的	医師と本人

○⇒終末期である、回復不能である、苦痛がある、本人の意思がある
×⇒終末期でない、回復可能である、苦痛がない、本人の意思がない

必ずしも耐えがたい苦痛を除くことが主眼ではなく，人間の尊厳を傷つけるような状態を回避して人間らしい厳かな死に至らしめることである．そうすると，事例1だけが苦痛を理由としているので安楽死であり，残りの事例は患者には苦痛がないので安楽死ではなく，むしろ尊厳死となる．しかし，安楽死も尊厳死もどちらも結果的には患者を死に至らしめることであるのと，激しい苦痛のうちに死ぬことは人間の尊厳に反するとも考えられるので，実際には厳密に区別されて用いられていない．尊厳死であっても安楽死と呼ばれていることが多い．また，その逆に安楽死であっても尊厳死と呼ばれていることもある．さらに，日本尊厳死協会では，次の段落で説明するが，積極的安楽死を安楽死，消極的安楽死を尊厳死と明確に区別して用いている[2]．

　安楽死や尊厳死は二つの観点から区別される．一つは本人の意思の有無，もう一つは死に至らしめる方法である．また，このような区別をするときは，これまでの慣例では尊厳死であっても安楽死の言葉が用いられる．前者の観点から，患者本人の同意のある**自発的安楽死**（voluntary euthanasia），患者に同意能力がない場合の**非自発的安楽死**（non-voluntary euthanasia），患者の意思に反する**反自発的安楽死**（involuntary euthanasia）に区別される．後者の観点から，医師が患者に致死量の薬を直接的あるいは間接的に投与することにより死に至らしめる**積極的安楽死**，医師が治療中止や生命維持装置の停止によって患者を死に至らしめる**消極的安楽死**が区別される．上の事例では，事例1

---

[2] 日本尊厳死協会（元日本安楽死協会）のホームページ「尊厳死とは何か」参照．

は自発的積極的安楽死，事例2は非自発的積極的安楽死，事例3は非自発的消極的安楽死，事例4は自発的積極的安楽死となる．ただし，事例4では医師が直接に患者に致死薬を投与したわけではないので，これを医師の支援による自殺（physician-assisted suicide）あるいは端的に**自殺幇助**と呼ぶ．積極的安楽死は，これと医師が直接に患者を死に至らしめる**嘱託殺人**とに区別される．

2 死が生命の尊厳を超えるとき

世界医師会は1987年スペイン・マドリッドの第39回総会で，「患者の生命を故意に終わらせる行為である安楽死は，たとえ患者本人あるいは近親者の要請であっても，非倫理的である」と宣言している[3]．他方，オランダやベルギーなどでは，安楽死は認められている．ここでは，安楽死や尊厳死に関する反対論と賛成論について考察する．

安楽死に反対する主張にはさまざまなものがあるが，それらは大まかに次の三つにまとめることができる．

① 生命は人知の及ばぬ神聖なものであり，生死は神の領域である．したがって生死の決定に人間が関与してはならず，いかなる理由があろうとも人間は人間を殺してはならない．ここですぐに思い出されるのは，仏教の五戒の一つである「不殺生戒」やキリスト教の十戒の一つである「汝殺すなかれ」である．

② 生命はそれなくして人間の活動は存在しないのだから，人間にとって最も大切なものである．したがって，最後の最後まで治療を試みるべきであり，決して人間は人間を殺してはならない．

---

[3] 「安楽死についての宣言」The World Medical Associationのホームページ参照．ちなみに原文は下記の通りである．The World Medical Association's Declaration on Euthanasia, adopted by the 39th World Medical Assembly, Madrid, Spain, October 1987, states: Euthanasia, that is the act of deliberately ending the life of a patient, even at the patient's own request or at the request of close relatives, is unethical. This does not prevent the physician from respecting the desire of a patient to allow the natural process of death to follow its course in the terminal phase of sickness.

③ 安楽死を認めることは，かつてナチスが行った安楽死という名の大量殺人（反自発的安楽死）[4]のすべり坂を転げ落ちることになりかねない．ナチスが安楽死の名のもとで精神病者や障害者を大量に虐殺したように，生命が人間の都合によって軽視されるようになりかねない．そうならないためにも，安楽死という楔を打ってすべり坂を設けてはならないのである．

反対派の主張①と②は，主張の根拠が主張①は宗教的，主張②は良識的理性的という点で異なっている．しかし「生命の尊厳（SOL）」という点では共通しており，この点で両者は共同できる．主張③はすべり坂論による主張である．そして，必ずといっていいほど，安楽死反対派はここでナチスの例を持ち出してくる．まとめるに，安楽死反対派の主張は「生命の尊重」を中核としたすべり坂論であると言える．

さて，安楽死に賛成する主張もさまざまである．それらを順次検討していこう．まずは，消極的安楽死を容認する立場について考える．

積極的安楽死は確かに医師が患者を殺すことであり，それゆえ決して認められない．しかし，消極的安楽死は認められる．なぜなら，消極的安楽死の場合，医師は故意に患者を殺すのではなく，治療や延命処置を中止することで，患者を死ぬにまかせただけだからである．すなわち，医師は患者の死を第一に意図していたのではない．患者を死に至らしめたのは，医師ではなく患者の病気である．これは二重結果論による主張である．

同じように消極的安楽死が殺すことではないことを，次のようにも主張できる．事例3に見られるように，治療や延命装置の中止によって，必ずしも患者は直ちに死亡するわけではない．それゆえ，医師は治療や延命装置の中止によって，患者を死ぬにまかせたのではなく，むしろ患者の生命力に，自然の状態にまかせたのである．したがって，消極的安楽死はそもそも安楽死とは呼べず，むしろ治療に関わる問題である，と．

---

4) たとえば，シュヴァーベン高原のミュンシンゲンの近くグラーフェネックで，ナチスドイツは，1940年のたった一年間で，約1万人の精神障害者や精神病患者を安楽死の名の下に毒ガスで殺害している．

ちなみに、カトリック教会は医療処置に関して、通常のものと通常を超えたもの（ordinary / extraordinary）を区別し、通常を超えた処置を控えることを認めている．それは「自殺や安楽死」とは違い「死に直面して地上にある人間の条件を受け入れること」である（John Paul II 1995, 132-135）．これを世俗的な文脈に置き換えれば、特別な処置を中止して患者を自然にまかせることは安楽死ではなく認められる、ということである．上の事例3カレン事件のクインラン夫妻は熱心なカトリック信者であり、この教会の教えに従って、娘のレスピレータの中止を求めたのである（香川 2006 12-14, 88-90）．
　しかし、以上の消極的安楽死を容認する主張に対して、次のような反論がなされるかもしれない．治療と延命処置の中止は患者の死の直接的原因ではないとしても間接的原因であり、やはり医師の責任は免れない、と．だが、あくまでも間接的原因であるのだから、患者の自発的同意があれば医師に責任を問うことはできない．このように考えてくると、消極的安楽死は強い意味での安楽死、つまり殺すことではない．これは患者による延命処置を含めた治療の停止要求であり、その要求は患者の自己決定権として容認されるべきものである．たとえ、その決定が間接的に死ぬことになる状態に自分を委ねることになるとしても、そうなのである．
　すでに最高裁は死ぬかもしれないとしても輸血を拒否する権利を認めている[5]．輸血拒否がたとえ他者からみて愚行であるとしても、自己決定権は他者を侵害しない限り、愚行をなす権利（**愚行権**）を認めている．本人からすれば、それは自己の信条に従って幸福を追求しているのであり、幸福を追求する権利は当然認められている．ならば、延命装置の装着を拒否することも、外すことも容認されるべきである．これは患者の死ぬ権利を容認しているのではない．治療中止という治療に関する自己決定権を最大限に尊重しているにすぎない．
　ここで注意が必要である．患者が消極的安楽死を要求したとき、医療者は治療や延命処置を中止して、後は何もせず患者を放置しておけばよいということ

---

5) エホバの証人輸血拒否事件．最高裁判所民事判例集54巻2号582頁参照．「患者が輸血を受けることは自己の宗教上の信念に反するとして、輸血を伴う医療行為を拒否するとの明確な意思を有している場合、このような意思決定をする権利は、人格権の一内容として尊重されなければならない．」と判決要旨にある．

ではない．治療は中止されてもケアはなされるべきである．安らかで厳かな死を迎えられるように，できるだけ苦痛を緩和するように**ペイン・コントロール**を実施し，心のこもった丁寧なケアを行うべきである．患者の尊厳は最後まで尊重しなければならない．このことが以上の消極的安楽死が本来意味していることであると考えられる．

　ところで，**間接的安楽死**という言葉がある．これは，ペイン・コントロールを積極的に実施した結果，患者の命が短縮されることを言う．医師は患者の命の短縮すなわち死を直接意図していたのではない．医師による苦痛緩和の実施が間接的に患者の早い死を招いただけである．これは以上の消極的安楽死と同じように安楽死（故意に殺すこと）ではなく，治療の一環として患者の自己決定権に属する問題であり，その目的はあくまでも患者の苦痛緩和にある．しかし，今日ペイン・コントロールの技術はかなり改良され，患者の死期を早めることなく苦痛のほぼ八割は除去できるようになってきている．

　以上の消極的安楽死の容認論は，安楽死反対派の主張①と②の「生命の尊厳」に抵触するものではない．では，主張③のすべり坂論に対してはどうであろうか．消極的安楽死がたとえ殺すことでなくても，一度これが容認されると，次のような弊害が生じるのではないか．すなわち医療者や家族の都合で，回復する可能性があるにも関わらず，患者の治療が早々に切り上げられることが起こらないだろうか．

　これは，完全なすべり坂論である．しかし，すべり坂論一般がそうであるように，もしその弊害を食い止めることができるのであれば，消極的安楽死を認めることは問題がない．では，どのようにすれば，消極的安楽死の弊害は阻止できるのか．それは消極的安楽死に実施条件をつけることである．まず考えられる条件は，本人の自発的同意があること，回復の見込みがない終末期であること，である．この条件によって，医師や家族等による不当で性急な医療停止は阻止できるだろう．この他にもさまざまな必要条件があるかもしれない．個々の事例を集め分析し，いかなる条件があれば弊害なく実施できるか検討していくべきである．

　さらに，安楽死あるいは尊厳死を認めることに対して，「死ぬ権利」をめぐる次のような反対論がある．安楽死賛成派は苦しまず安らかに死ぬ権利，ある

いは人として尊厳を持って死ぬ権利は認められるべきだと主張する．しかし生命の尊厳からして死ぬ権利は自己決定権に含まれない．それに死ぬ権利を認めることは生命への畏敬や尊重という宗教的あるいは道徳的感情を台無しにし，生命軽視の風潮を作り上げる，と．

　「死ぬ権利」という言葉は，人間は自殺する権利がある，それゆえ自殺幇助や嘱託殺人は許容される，といったことを想起させる．ここから安楽死反対の主張がなされる．しかし，これによって反対されるのは積極的安楽死であって消極的安楽死ではない．すでに上で考察したように消極的安楽死は殺すことではない．自発的消極的安楽死の賛成者は自殺権を認めているのでは決してない．それにもかかわらず，消極的安楽死賛成者は「安らかに厳かに死ぬ権利」あるいは「尊厳死する権利」などと述べることがある．しかし，ここで意味しているのは「死を選ぶ権利」のことではなく，あくまでも「死に方を選ぶ権利」のことである．そしてすべり坂論に陥らないように，この権利は末期においてのみ効力が生じると制限されるのである．消極的安楽死賛成者は不用意に「死ぬ権利」という言葉を用いないように注意すべきである．

　さて，積極的・消極的の区別なく安楽死一般を認める次のような主張がある．まずは安楽死反対派の主張①「生命の神聖さ」に対する反論を見てみよう．生命が神聖であり，畏怖されるものと感じられるのは，生命や死が人知を超えたものだからである．それゆえ神の領域と考えられてきたのである．つまりこの神は人間の知識と無知，あるいは人間が支配できる領域と支配できない領域との**合間を埋める神**（God of the gaps）であるにすぎない（Flecher 1973, 138）．しかし，生命医学の進歩は生命の謎を解明し，神の領域ではない領域を作り上げた．患者はさまざまな装置にチューブで繋げられた**スパゲッティー状態**で，延命され続ける．たとえば，すでに述べた全脳の機能停止や，末期癌であっても，現代の高度医療技術を駆使すれば，かなり長く生かし続けることが可能である．それは，消極的安楽死か，あるいは積極的安楽死のどちらかを決断しなければ死ねない人間の領域なのである．

　続いて安楽死反対派の主張②に対して次のような反論がある．人間の生命には二つの側面がある．他の動植物と共通している**生物的生命**と，人間と他の動物を区別する**人格的生命**である（Engelhardt 1982）．この区別をもとに主張②

を読み替えると，生物的生命がなければ人格的生命は失われるのだから，生物的生命は人間にとってもっとも大切なものである，となる．確かにそうであるとも言えるが，生物的生命は人格的生命を通してのみ意味を持つのであり，それゆえ生物的生命は無条件に尊重されるものではない．ならば，人格的生命が損なわれれば生物的生命は意味を持たなくなる．意味を持たない生命は**生きるに値しない**．よって安楽死は認められる，との主張である．

　この論法は危険である．生きるに値しない命などない．それにもかかわらず，この論法に従えば，たとえば認知症の老人は人格的生命が損なわれているので，安楽死させることが認められてしまう．しかし，認知症の患者は生物的生命としてはかなり活発な活動をしている．介護をする人は大変であるが，本人は結構無邪気に生きていて，そんな患者を安楽死させることなど到底できるものではない．

　さらに，この主張では精神障害者や植物状態の人も安楽死の許容範囲となる．そして遂には，人格的生命の有無ではなく，人格の度合いによって生きるに値する命とそうでない命とが選別されるようになる．ここに歯止めは利かない．障害を持って生まれた子供や大人が安楽死の許容範囲に入ってくる．こうして，この論法は明らかにナチスと同じすべり坂を転げ落ちることになりかねない．したがって，この論法は破棄すべきである．

　この論法のどこに間違いがあるのか．人間の生命を生物的生命と人格的生命とに峻別し，後者にのみ尊厳を認めたからである．まず，人格的生命がなくとも，人の形をしていて温かく，しかも動くものを私たちは端的に意味のないもの，生きるに値しないものとは考えず，そこに何かしらの畏敬の念をもつのが通常である．そもそも人間の生命を二つに峻別することが誤りである．生物的生命を介して人格的生命があり，人格的生命を介して生物学的生命がある．いや，それ以上に人間の生命は通常では両者が混合一体となった一なる人間的生命なのであり，その一なる生命として尊厳を持つのである．この大原則を崩せば，すべてがなし崩しになる．安楽死反対派の主張①と②の「生命の尊厳」は死守しなければならない．

　では，決して安楽死は認められないのか．死ぬことが生きることよりも好ましいと思われる状況は存在しないのだろうか．ここで注意して欲しい．生きる

に値しない命があるのか，と問い掛けているのではない．このように問い掛けた瞬間に，私たちは「生命の尊厳」を傷つけ，すべり坂を転げ落ちるのである．問い掛けているのはあくまでも「死が生の尊厳を超える**限界状況**」についてなのである．この問い掛けの違いが分かりやすくなるように，一つの例をあげておこう．

　オランダで世界初の安楽死法が成立したとき（2001年），この法律に関しては次節で詳説するが，フランスのル・モンド紙は次のような批判的社説を掲載した．「苦痛に満ち，意識がなくなった人の人生を終えてよいと公式に認めること．それは，幸福や輝きに満ちた人生でなければ，生きるに値しないと認めることにならないか」（三井2003, 52），と．この社説は，はじめから安楽死問題を生きるに値しない命とは何かという発想のもとで捉えているから，このような社説になるのである．もし安楽死問題が「死が生命の尊厳を超える限界状況があるのか」という問いであるとしたら，社説のような「幸福や輝きに満ちた人生でなければ生きるに値しない」などという結論は出てこない．苦しみのある人生でも十分に生きるに値する．しかし，それでもなお，という限界状況があるのかどうかが問題なのである．もしオランダが非難されるべきだとしたら，その限界状況を広く捉えすぎている点においてだろう．

　回復の見込みのない病気で，ペイン・コントロールも利かない激痛に見舞われている患者がいるとする．彼／彼女にとって，もはや死だけが救いである．もし彼／彼女が安らかに厳かに死ぬことを望んだとしたら，誰がそれに異を唱えられるだろうか．もしそのような人物がいるとすれば，実際に激痛に耐えうる英雄的精神力の持ち主か，机上でしかものを考えない感受性や同情心が欠落した理論家ぐらいではないだろうか．英雄的行為は普通の人々に強制することはできないし，憐れみの心のない者の主張は脇に置いておけばよい．除去不可能な激痛は生命の尊厳を乗り越え，安楽死を正当化するものである．このように，死が生命の尊厳を超えることが許される状況が実際に存在するのである．それはごく限られた場合であり，すべり坂を転げ落ちないように，その条件は厳密に設定しておかなければならない．これについては次の節で考察するが，本人の意思，激痛，回復不可能という条件がまずは考えられる．

　除去不可能な激痛で死が生命の尊厳を超え，安楽死が許されるとき，積極的

方法と消極的方法のどちらがふさわしいのだろうか．ここでの安楽死の目的は死をもって苦痛を除去することである．ならば，治療や延命装置の中止という消極的方法はむしろ苦痛を長引かせるだけである．殺すことよりも，死ぬにまかせることのほうが残酷な場合がある．それゆえ，苦痛を速やかに除去する致死薬を注射する積極的方法のほうが，ここでの目的に適っている．ここでは，目的によって積極的方法が正当化されうるのである．

3　死を認める条件とは何か

　この節では，積極的安楽死が認められる条件について考察する．まずは，事例1の名古屋高等裁判所および事例2の横浜地方裁判所が提示した積極的安楽死の要件，最後にオランダのそれを示す．最初の二つは全文ではなく，必要な限りで私が要約したものである．オランダに関しては三井のものを用いた（三井 2003, 55）．

〈名古屋高等裁判所（事例1）〉
① 不治の病に冒され，その死が目前に迫っていること．
② 患者の苦痛が真に見るに忍びないほど甚だしいこと．
③ 患者の死苦の緩和のみを目的として実施されること．
④ 患者本人の真摯な嘱託又は承諾があること．
⑤ 医師が原則実施すること，ただし，妥当な理由がある場合は医師以外も実施可能．
⑥ 実施方法が倫理的に妥当であること．

〈横浜地方裁判所（事例2）〉
① 耐え難い肉体的苦痛があること．
② 死期が迫っていること．
③ 肉体的苦痛を除去・緩和する手段がないこと．
④ 患者の明示の意思があること．
⑤ 医師が実施すること．

〈オランダ安楽死法（2001年可決）〉
① 患者の安楽死要請は自発的で熟慮されていた．
② 患者の苦痛は耐え難く治療の見込みがない．
③ 医師は患者の病状や見込みについて十分に情報を与えた．
④ 医師と患者が共に，ほかの妥当な解決策がないという結論に達した．
⑤ 医師は少なくとも一人の別の医師と相談し，その医師が患者と面談して要件を満たしているという意見を示した．
⑥ 医師は十分な医療上の配慮を行って患者を絶命させた．

　誰が積極的安楽死を実施するのかに関して，それぞれで異なっている．名古屋高裁では医師以外でも実施する可能性が認められているが，横浜地裁では実施は医師しか認められていない．オランダでは医師が実施するように書かれているが，この安楽死法は自殺幇助（医師が致死薬を処方し，患者がそれを飲んで医師が死を確認する安楽死）をも対象としているので，医師と患者本人によって実施される場合も認められている．名古屋高裁はこの自殺幇助を念頭においているのだろうか．どちらにせよ，医師が全く関与しないということは認められない．なぜなら，医師が関与しない場合，苦痛を長引かせたり強めたりする結果になりかねない，あるいはそれを避けるために，銃で頭を打ち抜くといった攻撃的な手段がとられるかもしれないからである．しかし，医師自身がそのような攻撃的な手段を用いることも考えられる．銃を用いるほどではないにしても，死苦の激しい劇薬を処方するかもしれない．それゆえ，名古屋高裁やオランダが手段の倫理的妥当性や医療的配慮を明記したことは重要である．
　では，医師が直接的に関与するのと，間接的に関与するのとではどちらが好ましいのか．医師の立場からすれば，間接的関与（自殺幇助）のほうが心理的負担が少ないだろう．また，安楽死を決断するのはあくまでも患者自身である．この二つの理由で，致死薬を飲む余力があるなら，やはり自殺幇助が望ましいと考えられる．
　苦痛という条件に関しては，どれも激しい苦痛と規定している．しかし，横浜地裁は苦痛を肉体的なものに限り，他の二つは苦痛としか書かれていない．

激しい苦痛には精神的苦痛も含まれるのだろうか．確かに，激しい精神的苦痛が生命の尊厳を超える限界状況であると認められる場合もあるかもしれない．オランダでは死を回避できない激しい精神的苦痛を許容している．

患者本人の自発的意思に関しては三つとも明言しているが，医師の患者への情報開示義務に関して明記しているのはオランダだけである．患者の自発的意思が本人の思い込みによるものであってはいけない．医師や医療者が病状と見込み，安楽死の方法について十分に説明したうえでの自発的同意でなければならない．

その他のさまざまな条件が含まれているが，どれも積極的安楽死の条件として必要と思われる．そこで，三つの例を解体して「安楽死が許容されるチェックリスト」として整理してみよう．

〈許容される積極的安楽死のチェックリスト〉
① 終末期であるか．
② 回復不可能か．
③ 激しい苦痛があるか．
④ 医師あるいは医療者は病状と見込みと，安楽死の方法について十分説明をしたか．
⑤ 医師あるいは医療者の説明に基づいた本人の自発的同意があるか．
⑥ 他に方法がないことを複数の医師と患者が確認したか．
⑦ 実施者は医師あるいは医療従事者であったか．
⑧ もっぱら苦痛を緩和することを目的としているか．
⑨ 手段は倫理的妥当性と医療上の配慮がなされているか．

さて，それでも問題は残る．①から③は限界状況を構成する要件である．④から⑨までは安楽死の手続き（④から⑥）と実施（⑦から⑨）を構成する要件である．確かに④から⑨までは必須の条件であるが，①から③はどうだろうか．③は必須であるとしても，①や②は必須なのだろうか．次の例を考えてみよう．

1973年，ダックス・コワートは父親とテキサス州ダラス郊外に土地調査に出かけた．目的地の近くでパイプラインから天然ガスが漏れ出ていた．それを

知らずに車の始動スイッチを入れた瞬間，その火花がガスに点火し大爆発を起こした．父親は死に，ダックスは全身の三分の二以上の大火傷を負う．皮膚は焼けただれ，目や耳や口は形をとどめず，指はボール状に丸まっていた．治療は激烈を極めるものであった．水槽につけられる痛さと凍え死ぬような寒さ，ガーゼを交換する際の激痛．治療のたびに彼は「死なせてください（Please let me die！）」と心の奥底から搾り出すように叫んだ．治療現場を撮ったものが医療教育用ビデオとしてある[6]．見るものにとって，それは目と耳を覆いたくなるような光景である．

　しかし医療者たちは彼の言葉を聞き入れなかった．理由は次のようなものであった．彼は回復可能であり，死期が目の前に迫っているわけでもない．それに患者は治療の苦しみから「死なせてくれ」とよく口にするが，回復すれば治療を感謝するものであり，医療者は患者の命を救うのが使命だから死なすことなどできない．

　ダックスは目を失い，耳は聞こえにくく，手は完全に変形し，歩くのに不自由となってしまったが，それでも回復し退院した．その後，必死に勉強をし，会社を経営し，良き伴侶に恵まれた．十年以上たって幸せな暮らしを送っていても，彼はもし再び同じ状況になったら「死なせてください！」と叫ぶでしょう，とインタビューに答えている．彼の安楽死懇願は患者の一時的な身勝手な想いではなく真摯な意思だったのである．彼の状況は切迫した死期（チェックリスト①）でも回復不可能（チェックリスト②）でもない．それでも積極的安楽死を容認する限界状況なのではないだろうか．状況によっては，チェックリストの①と②は必須ではないのかもしれない．

　個人がそれぞれ特殊であるように，病状も状況も特殊である．チェックリストはあくまでも基本的ルールであり，個々の場面では特殊性が考慮されうる．その際に要となるのは患者の自己決定権と最大利益であり，次にそれと生命の尊厳との関係，最後に社会の公益とのバランスという観点であるだろう．

---

6)「医療倫理　いのちは誰のものか──ダックス・コワートの場合」，ビデオ全3巻，丸善．木村 1987, 15-28 参照．

4 日本の終末期医療ガイドライン

　日本では現在のところ安楽死に関する法律はない．しかし，2007 年には終末期医療に関する四つの重要な文書が公開された．一つは法案のための原案であり，残りの三つはガイドラインである（以下，総称するときは「四つのガイドライ」と記す）．それらについて検討することで，日本における安楽死問題の取り扱われ方を明らかにする．

　法案のための原案は「**臨死状態における延命措置の中止等に関する法律案要綱（案）**」[7] である（以下「法律案」と記す）．これは「尊厳死法制化を考える議員連盟」によるもので，2007 年 6 月 7 日の同議員連盟総会で公表された．基になっているのは，日本尊厳死協会が 2003 年に提案した「尊厳死に関する法律要綱案」，及び「尊厳死法制化を考える議員連盟」が 2005 年に公表した「尊厳死の法制化に関する要綱骨子案」である．それらが検討修正されて今回の公表となった．

　ガイドラインの一つ目は，厚生労働省が 2007 年 5 月に公表した「**終末期医療の決定プロセスに関するガイドライン**」[8] である（以下「厚労省ガイドライン」と記す）．これには解説編がついている．二つ目は，日本医師会の第 X 次生命倫理懇談会がまとめた「**終末期医療に関するガイドライン（中間答申）**」[9] である（以下「医師会ガイドライン」と記す）．2007 年度内に最終答申を提出する予定となっている．最後は，日本救急医学会が 2007 年 11 月に公表した「**救急医療における終末期医療に関する提言（ガイドライン）**」[10] である（以下「救急医療ガイドライン」と記す）．

　四つのガイドラインすべてが積極的安楽死を対象から除外している．ガイドラインの対象はあくまでも終末期や臨死状態（以下では終末期に統一して記す）

---

7) 日本尊厳死協会の「東海支部岐阜研修会ホームページ」参照．あるいは，中島 2007 の巻末資料参照．
8) 厚生労働省ホームページ参照．あるいは，中島 2007 の巻末資料参照．
9) 日本医師会ホームページ参照．
10) 日本救急医学会ホームページ参照．

における治療や延命措置に関するものである．これらを次の観点から検討する（表7）．

① 終末期とは何であり，誰がそれを判定するのか．
② 誰が同意すれば治療を開始あるいは中止できるのか．
③ 苦痛緩和の必要が明記されているか．
④ 延命措置中止と死との関係が明確に記載されているか．
⑤ 延命措置中止の方法が明確に記載されているか．

表7 終末期医療ガイドラインの比較

			厚労省	医師会	救急医療	法律案
観点①	終末期	定義	×	×	具体的に規定	回復不能で死期が切迫
		判定者	医療チーム	医療チーム	複数の医師	二名以上の医師
観点②	意思有り	本人の同意	○	○	×	×
		本人と家族の同意	×	×	○	○
	意思不明	家族による推定同意	○	○	○	×
		医療チームの判断	○	○	○	×
観点③		緩和ケア明記	○	○	×	×
観点④		延命措置中止と死の関係明記	×	◎	○	△
観点⑤		延命措置中止の方法明記	×	×	具体的に規定	○

観点①終末期とは何であり，誰がそれを判定するのか．

　厚労省ガイドラインと医師会ガイドラインでは，終末期に関する具体的な規定がない．また，両ガイドラインは，患者が終末期であることを判定するのは医療・ケアチームである，と規定している．

　法律案では，終末期（法律案では臨死状態となっている）とは「回復の可能

性がなく，かつ，死期が切迫していると判定された状態」と定義されている．さらに，「生命予後がどの程度となれば「死期が切迫」していると判断されることになるかについて，何らかの基準を固めておく必要があるのではないか」と注記されている．終末期を判定するのは二人以上の医師でなければならず，しかも「当該患者に対し延命措置の中止等をすることになる医師を除く」となっている．これは「臓器移植法」における脳死判定を実施する医師に関する規定と類似している（移植をする医師は脳死判定から除外されている）．

　救急医療ガイドラインでは，終末期であるとは次の四つであると具体的に規定している．要約すると，①不可逆的な全脳機能不全，②生命維持に必須な臓器の機能低下，③治療法がなく数日以内に死亡すると予測される場合，④回復不可能な疾病の末期であると判明した場合，である．終末期の判定は「主治医と主治医以外の医師」が実施するとなっている．

　以上の違いは，〈厚労省及び医師会のガイドライン〉と〈法律案及び救急医療ガイドライン〉との焦点の相違による．前者は終末期医療のケアという広い範囲を焦点とし，後者は終末期における治療や延命措置中止という狭いところに焦点を絞っている．延命措置中止は患者を間接的に死に至らしめることであるから，終末期の時期を規定しておく必要がある．それゆえ，終末期であることの判定に関しても，法律案は延命措置中止を実施する医師を判定から除外し，慎重を期しているのである．

　終末期の決定は高度に専門的な医学的判断に属することである．しかし，患者と家族が納得する時期であることも大切なことである．患者と家族がまだ終末期ではないと思うのであれば，医療者は繰り返し終末期であると説明し納得するよう促してもよいが，患者の生き切ろうとする意思とその意思をかなえたいと想う家族の意思はできる限り十分に尊重すべきである．そのためにもインフォームド・コンセントは重要である．

観点②誰が同意すれば治療を開始あるいは中止できるのか．

　患者の自律尊重，医療者の説明義務，患者の同意，すなわちインフォームド・コンセントは，医療の開始・中止の大原則である．四つのガイドラインすべてが，表現は違うが，この点を明記し確認している．しかし，ここに検討す

べき点がまだある．本人だけの同意でよいのか，本人と家族の両方の同意が必要なのか．さらに本人の意思が不明のとき，家族が本人の意思を推定し同意することは認められるのか．さらに家族が不明のときはどうするのか，などである．

　厚労省と医師会のガイドラインは，本人の同意のみでよしとしている．続いて本人の意思が不明のときは家族による推定同意を，家族が不明のときは医療・ケアチームによる判断を認めている．さらに，本人の意思が不明の場合で家族や医療・ケアチームでの意見の一致が得られない場合は，委員会を別途設置し，そこで治療の開始・中止に関して決定する，となっている．

　救急医療ガイドラインでは，延命措置中止に関しては，本人と家族の両方の同意が必要である．本人の意思が不明のときは家族が，家族が不明のときは医療チームが決断するとなっている．しかし，本人の意思が尊重されるとしながらも，全般的には本人よりも家族の意思が，そして結局は医療チームの意思が尊重されるような印象を受ける．たとえば，終末期と判定した後の対応に関して，本人の意思を中心とするのではなく，家族の意思を中心とした場合分けがなされ，そのもとで本人の意思が確認され，両者の意思が一致しなければ，医療チームの判断に委ねられることになっている[11]．これでは，本人の意思が十分に尊重されているとは言い難い．

　なるほど救急医療ガイドラインが扱う現場は，慢性疾患を含む一般的な終末期ではなく，救急医療の現場である．一般的な終末期であれば，患者や家族の意思を確かめる十分な余裕がある．しかし救急医療の現場では，患者は意識不明の場合が多く，それに患者が事前の指示書を所持していることはまれである．それゆえ本人の意思を確認することは難しい．さらに突然のことであるから，家族が一緒に来るとも限らず，また連絡を受けて来るにも時間がかかる．そのような現場であるから，患者本人よりも家族や医療チームが前面に立つのも理解できなくはない．

---

[11] 具体的に示せば，「終末期と判断した後の対応」の1）で，(1) 家族らが積極的な対応を希望している場合，(2) 家族らが延命措置中止に対して受容する意思がある場合，(3) 家族らの意思が明らかでない場合，に分類され，もし「本人の事前意思と家族らの意思が異なる場合には，医療チームは患者にとって最善と思われる対応を選択する」となっている．

それゆえ死の間際まで自己の意思を貫きたいのであれば，「**リヴィング・ウィル（Living Will）**」すなわち「**事前指示（advanced directives）**」を書いておくことが望ましい．最後の最後まで積極的な治療を続けて欲しいのか，それともレスピレータを含め延命措置を差し控えること，すなわち**蘇生処置禁止**（DNR＝Do Not Resuscitate）を望むのかを事前に指示しておくことが大切である．そして，それが最後まで十分に尊重される救急医療の体制が整備されなければならない．
　法律案では，救急医療ガイドラインと同様に，延命措置中止には本人と家族の両方の同意が必要である．家族が不明の場合は，本人の同意だけで延命措置を中止できる．しかし本人の意思が不明の場合は，家族も医療チームもそれを代理することはできない．
　厚労省と医師会のガイドラインは本人の意思を尊重する．救急医療ガイドラインは本人と家族の意思を尊重する．前者は欧米流の自律の尊重であり，後者は，脳死問題のときにも見られたように，日本に特有な同意のあり方である．どちらが正しいのかということは脇に置き，日本社会は若年層で欧米化が進んでいるとはいえ，伝統的に家族が個人よりも大切にされる傾向にあり，そうである以上，家族の意思も考慮せざるを得ないわけである．

観点③苦痛緩和の必要が明記されているか．
　厚労省と医師会のガイドラインでは，終末期医療における緩和ケアの重要性を明記している．これは評価できる点である．一方，法律案と救急医療ガイドラインでは緩和ケアに関しては触れられていない．延命措置中止の際の苦痛に関して両者とも配慮がなされていないのは問題である．

観点④延命措置中止と死との関係が明確に記載されているか．
　終末期医療における延命措置中止とは，患者の死期を間接的に早めること，患者を死ぬにまかせること，すなわち消極的安楽死を意味する．この関係をはっきりと説明しているのは，医師会と救急医療のガイドラインだけである．医師会ガイドラインでは，終末期における医療行為の中止が「患者の死亡に結びつく場合がある」と明言している．救急医療ガイドラインは，直截な表現では

ないが，「安らかな死を迎えることを是としても，医師の個人的な判断で延命措置を中止すれば」と，この関係を示唆している．

　法律案では，延命措置中止と患者の死との繋がりに関しての明確な説明がない．確かに，延命措置中止という言葉だけからでも，それが患者の死に繋がることは推測できないことではない．しかし事態が人の死に関わる決定である以上，十分明確な説明があってしかるべきである．最後に残った厚労省ガイドラインにいたっては，延命措置中止という表現さえも見られない．終末期における医療行為の中止が患者の死に間接的に繋がることが一切説明されていない．

観点⑤延命措置中止の方法が明確に記載されているか．

　厚労省と医師会のガイドラインでは，延命措置中止の方法に関して何も記載されていない．それに対して救急医療ガイドラインでは，次の四つが具体的に示されている．要約すると，(1) 人工呼吸器・ペースメーカー・人工心肺などの中止，(2) 人工透析・血液浄化などを行わない，(3) 呼吸管理・循環管理の方法変更，(4) 水分や栄養の補給などの制限や中止，である．これらの方法を見るに，救急医療ガイドラインでいう延命措置中止は明らかに消極的安楽死のことである．それなのに，なぜそうであることを直截に表現しないのだろうか．

　法律案では，延命措置とは具体的に何なのか，栄養や水分補給中止は人道に反するのではないか，と自ら注記している．法律案でその倫理的な妥当性が疑問視されているのに，救急医療ガイドラインでは延命措置中止に栄養や水分補給の中止がもられている．ここでのポイントは，延命措置中止に際する苦痛への配慮の問題であろう．この点に関しては曖昧にせず，議論が尽くされるべきであると考える．

　以上，五つの観点から日本における終末期医療のガイドラインを考察した．上で述べなかったが，かなり評価できる点は，厚労省と医師会のガイドラインが終末期医療のケアが患者のみでなく，家族を含めた精神的・社会的ケアであるべきことを強調している点である．通常の慢性的な疾病においてもそうでなければならないが，終末期においては特にそれが重視されなければならないと思えるからである．なぜなら，そこは患者と家族との死を介しての別れという

特別で一回的な重要な場面だからである．

　では，逆に全体的に問題であると考えられることは何か．緩和ケアがときには間接的安楽死に繋がりかねないこと，治療や延命措置中止が消極的安楽死に繋がりかねないことを十分明確に説明していない．また，緩和ケアと延命措置中止との関わりが考慮されていないことである．これらの点が明確に記載されていないのは，間接的安楽死や消極的安楽死が日本の社会ですでに十分なコンセンサスを得ていると言うことを意味するのだろうか．そうではないと思う．ならば，延命措置中止と死との繋がりを明記しないことは，患者を死に至らしめることがなぜ許されるのか，という根本的な問題を素通りさせてしまうことになる．この点に関する議論，少なくとも本書で先になされたような議論が，まずは広く徹底的に行われなければならなかったのではないか，と思われる．

5　日本はオランダではない

　この節では，安楽死や尊厳死をめぐる日本とオランダの状況を比較することで，日本において何が問題なのかを検討する．

　オランダでは，1993年に遺体埋葬法を改正し，安楽死を嘱託殺人の例外とした．それは，安楽死を実施した医師はすべて嘱託殺人の容疑をかけられ送検されるが，ある一定の要件を満たしていれば起訴されない，というものであった．これでは医師に大きな精神的負担がかかりすぎ，安楽死が水面下で行われることになる．そこで刑法を改正し，医師がある一定の要件を満たして安楽死を実施し，自治体の検視官に届出を行った場合，犯罪行為とはならないと規定した．これは2001年に改正され，2002年4月に施行された．こうしてオランダでは安楽死がはっきりと社会的に公認されたのである．

　ここで注意が必要である．オランダでは間接的安楽死も消極的安楽死ももともと治療範囲の事柄とされており，それは問題とはならないのである．2001年の法改正で問題となっていたのは積極的安楽死のみである．

　では，なぜ世界に先駆けてオランダで積極的安楽死が合法化されたのか．安楽死容認派の医師であったヘルベルト・コーヘンは，安楽死法を支えているオランダの独自性を次の四つにまとめている（三井 2003, 59-73）．

① 誰もが公平に高度な治療が受けられる医療・福祉制度
② 腐敗がなく信頼度の高い医療
③ 個人主義の徹底
④ 教育の普及

　①の公平な医療・福祉制度が意味しているのは，次のことである．もしそのような制度がなければ，貧富の激しい社会や経済的に豊かでない国では，高度な治療やケアを受けられない低所得者や高齢者が安楽死に追い込まれる危険性が増大する．社会的な弱者が安楽死を選択するようにと社会的な暗黙の圧力が生じる．これは生命の尊厳や自律の尊重に抵触する由々しき事態である．それゆえ，公平な医療や福祉制度がなければならない．オランダは国民皆保険で医療福祉制度が完備している．寝たきりになっても，高齢になっても十分に生活が保障されている．安楽死への不当な圧力はないのである．
　②が意味しているのは，安楽死は患者の生死を決定することなので，医師と患者の間には深い信頼関係がなければならない，ということである．オランダでは家族の「かかりつけ医」がいて，医師は家族の健康管理や健康上のさまざまな相談を受ける．ときには医師は患者を赤ん坊の頃から知っている．それゆえ，そこでは単なる医療関係以上の友情的関係がある．だからこそ，安楽死の決断に際して，患者は医師と真摯に語り合うことができるのである．
　③の個人主義の徹底とは，エゴイズムを意味しているのではない．尊重されるのは社会や家族ではなく個人の人権すなわち自律の尊重である，ということである．生死の決定は医師や家族の都合によって決められることでは決してない．自律が十分尊重されないところでは，安楽死が乱用される危険性がある．
　④が意味していることは，安楽死は生死の決定という重大問題なのだから，医師の説明を理解し冷静に話し合える能力が教育されている必要がある，ということである．
　以上のオランダの特殊性は，積極的であれ消極的であれ安楽死を認めるための社会的前提条件であると考えられる．そこで，これら四つの観点から，日本の現状について検討してみよう．

①の医療・福祉制度の公平さや質の高さに関して，日本はまだ十分であるとは思われない．国は豊かであっても，残念ながらこの面に関してはオランダに比べてかなり貧しい状況であると言わざるを得ない．このまま高齢化社会や格差社会がますます進行すれば，高齢者をはじめ社会的弱者に対する延命措置中止への暗黙の圧力が高じる懸念がある．それでは患者の自律尊重という大原則がなし崩しになる．医療・福祉制度の抜本的改革が必要である．

　②に関して，延命措置中止が社会的に容認されるには，医師への深い信頼がなければならない．オランダでは「かかりつけ医」すなわちホームドクター制度によって，深い信頼関係が保障されている．しかし，日本ではどうであろうか．信じられないような医療行為をする医師を告発する報道をしばしば目にする[12]が，圧倒的に多くの医師は質の高い医療技術を持ち，信頼できる誠実な医師である．だが，ことが延命措置中止という患者の生死に関わることなのだから，単に信頼できるだけでは十分ではない．そこでは患者が生きてきた人生に関する深い理解が必要とされる．患者の魂に触れるケア（**スピリチュアル・ケア**）が必要である．それができるためには，やはり患者との日頃からの交流が欠かせない．現在の日本では医師や看護師が不足している．日々の患者の治療にほとんどの時間を取られ，患者との深い絆を作ろうにも余裕がないのが現実である．医師や看護師など医療従事者に患者や家族との絆を形成するだけのゆとりを与えること，他方でスピリチュアル・ケアを実施しうる終末期医療専門の質の高い医師や看護師を多く養成することが緊急の課題である．

　③の個人主義に関しては，日本では個人の意見が家族の意向によって押しつぶされる傾向がある．そもそも個人における私は私であるという自律の意識が低いと，よく諸外国から指摘されたりする．個人の自律尊重は私の存在・唯一性・幸福の前提条件である．また，延命措置中止は自分の生死に関わることである．自分の死を死ぬのは自分しかいない．誰かが代わって私の死を死ぬことはできない．このように考えるなら，個人を自律させ，それを尊重する社会を

---

12) 2007 年に相次いで終末期医療や延命措置中止に関するガイドラインが提示されたのは，富山県「射水市民病院」で末期患者の人工呼吸器が取り外され死亡に至った事件が，2006 年に報道されたことがきっかけとなり，厚生労働大臣が基準作りを急がせたことによる．この事件に関しては，中島 2007 参照．

形成する必要がある．

　④の医師と向き合って話し合う能力を養う教育の普及ということに関しては，日本ではそうした教育が十分に行き届いていると言える．しかし，ここで付け加えたいことがある．単に医師と対話する能力だけではなく，次のような教育が一般に必要である．人間はどのように死んでいくのか，死ぬことの意味とは何なのか，自分や家族の死を受容するとはどういうことなのか，などである．これは**デス・エデュケーション**と呼ばれる．死について学ぶことはよりよき人生について考えることであり，よりよき人生はよき死へと繋がる．加えて，特に医療従事者の教育においては，家族を亡くした人の悲しみをケアする**グリーフ・ケア**の教育が是非とも必要である．これらは少しずつではあるが教育の現場で取り入れられてきている．さらなる普及を目指して努力を続ける必要がある．

　以上のように，オランダとは違って，日本では延命措置中止（消極的安楽死）を支える社会的環境が整っていない．四つのガイドラインを有効に機能させるためには，先の根本的問題をこれからも議論し続けること，オランダのように社会環境を整えていくことが先決である．

　しかし，最後の自律の尊重に関しては注意しておきたいことがある．個人の自律の尊重がそのまま家族の意思を無視することには繋がらないということである．日本の社会では，家族のなかの自分という意識構造がある．個人の自律と言えば，純粋に個的な自己の自律を考えがちだが，家族のなかでの個の自律ということもありうる．純粋な個人か，家族的個人か，どちらが正しいかという問題ではない．「私」とはその両面を備えているのである（これに関しては第Ⅲ部で省察する）．そして日本の社会では文化的・歴史的に家族的私に重きを置いてきたのである．家族に面倒をかけたくない，悲惨な最期を家族に見せたくない，という想いで延命措置中止を願うことは，絶対に許されない理由なのだろうか．そこには個人の自律という側面が全くないのだろうか．この点で日本はオランダではなく，オランダのようになる必要もないと，私は考える．

　このように考えると，法律案と救急医療ガイドラインが家族の意思を尊重しようとする傾向は，個人の自律を押しつぶさない限りで，妥当なことであると思われる．それでも，私たちは自分たちの伝統を乗り越えて，アメリカやオラ

ンダなどの欧米流の自我を形成するべきなのだろうか．ここに，括弧に入れたはずの文化や伝統という生命倫理学の厄介な問題が顔を出してくる．

❖考えてみよう❖
① 動物の安楽死は一般に受け入れられているが，どうして人間では認められないのか．動物の安楽死と人間の安楽死には倫理的な相違があるのだろうか．
② 安楽死において家族の同意は必要だろうか．
③ 生きるのが精神的に苦しいと自殺未遂を繰り返している人が，安楽死を望んでいる．精神的苦痛を理由とした安楽死は認められるだろうか．肉体的苦痛を理由とした安楽死と精神的苦痛を理由とした安楽死では，倫理的な相違があるのだろうか．
④ デス・エデュケーションは，いつ，どのような仕方で実施されるのが望ましいか．

もっと知りたい人のための読書案内

1. 香川知晶『死ぬ権利』，勁草書房，2006年．
 ——安楽死・尊厳死を論じるときに必ず例にあげられるカレン・クインラン事件の経緯を丹念に跡付け，「死ぬ権利」をめぐって何が議論されたのかを詳細に分析．また，この事件を介して，アメリカにおける生命倫理学がその後どのように転回していったのかを解明した力作である．このテーマに関心のある人にとっては欠かせない文献である．
2. 医療教育情報センター（編集）『尊厳死を考える』，中央法規，2006年．
 ——医師，ジャーナリスト，法学者，哲学者などが執筆．尊厳死の現場と法と倫理とに渡ってバランスよく，しかも分かりやすく解説している．医療教育情報センターは医学医療に関する知識を一般市民に普及することを目的としたNPO法人である．
3. 日本尊厳死協会東海支部（編著）『私が決める尊厳死——「不治かつ末期」

の具体的提案』，日本尊厳死協会，2007 年．
──日本尊厳死協会（元日本安楽死協会）は日本における尊厳死運動の草分け的な存在である．意味のない延命処置を拒否する尊厳死宣言書（リビングウイル）の普及活動や，尊厳死法の制定に向けて活動を展開している．本書は，尊厳死が許容されると思われる場合を分析し，不治と末期，延命処置中止の条件に関して具体的な提言をしている．

III 議論を深める

第 8 章 生命倫理学と宗教の関係

1 問題の所在

2006年8月24日の朝日新聞朝刊に下記のような記事が掲載された．タイトルは「受精卵壊さず ES 細胞」であり，サブタイトルは「米企業開発　初期胚から培養」である．

米バイオ企業，アドバンスト・セル・テクノロジー社の研究者が，ヒトの受精卵を数回分裂させた後の初期胚から取った細胞 1 個を使い，さまざまな組織になり得る胚性幹細胞（ES 細胞）をつくる手法の開発に成功した．（中略）受精卵は最初は球状のまま細胞の数を増やし，やがて 100 個程度の細胞からできた胎盤胞になる．従来の ES 細胞作製法では，これを壊して内部にある細胞の塊を取り出し培養していたが，受精卵を壊すためキリスト教的価値観による反対が欧米にある．（後略）

この記事には京都大学再生医科学研究所長・中辻憲夫の次のようなコメントが付記されている．

受精を始まりと見なすローマ法王庁の教義から，ES 細胞研究への反発は欧米の一部に根強い．今回の成果はこうした宗教的問題を解消できる可能性がある．（後略）

さて，生命倫理学の専門家でない人たちがこの記事を読んで，一体何を感じ考えるのだろうか．まず，そもそも ES 細胞が何なのか分からず，ましてや従来と違う新たな作製法が開発されたと聞かされても，一体何のことなのか困惑するのではないだろうか．さらに，その新たな作製法が宗教的問題を解消できる[1]と聞かされても，医療技術の開発・発展と宗教とがどうして結びつくのかと腑に落ちないのではないだろうか．

　高度医療技術の開発・発展は，一般の人々が理解するには難しく，それなりの学習努力が必要である．これは世界共通のことであろう．しかし，もう一方の，どうしてそれが宗教の問題と結びつくのかという点に関しては，現代の日本人には，なかなか理解しにくいところではないだろうか．科学的思考法や科学的感性を持った若い人たちにとっては，特にそうなのではないかと思われる．

　それに対して，記事からも推測されるように，欧米では高度医療技術の開発・発展は当然のごとく宗教的な問題として理解される．なるほど，欧米でも青年層の宗教離れが進行し，深刻な問題となっているが，それでも彼ら／彼女らもまた生命倫理学上の問題と伝統的なキリスト教との間に摩擦が生じることを理解するだけの知性と感性は持ち合わせていると思われる．なぜなら，宗教に対して批判的であったとしても，彼ら／彼女らはそのような宗教的伝統と社会のなかに今も生きているからである．

　以上のことから窺えるように，生命倫理学の捉え方に関して，日本と欧米ではかなりの違いがあると推測される．欧米では生命倫理学は宗教，特にキリスト教と複雑に絡み合っている．ところが，日本は欧米の生命倫理学を導入するに際して，その宗教的側面を脱色して，それを無批判に展開しているように，私には思えてならない．そこに問題はないのだろうか．欧米の生命倫理学をその宗教との関係性から見直し，検討してみる必要があるのではないだろうか．その端緒を摑むことが，この章の目的である．

---

1) 第 4 章の注 9 を参照．

2 自己決定権的生命倫理学の成立と発展

　ここでは，生命倫理学の成立と発展の歴史を概観し，そこから生命倫理学と宗教との関係性を明らかにすることが目的である．アメリカにおける生命倫理学の歴史に関しては，日本でもすでに十分な研究が蓄積されている（香川 2000）．しかし，宗教との関係という視点から論じられたものとなると，それはかなり限られている．そのなかで，このテーマに関する非常に有益で刺激的な著作が，小松美彦と土井健司が編者となっている『宗教と生命倫理』(2005)である．小松は，なぜ「宗教と生命倫理学」なのか，というテーマを取り上げ，それに答えるために，アメリカでの生命倫理学の成立と発展の歴史を概観している．まずは彼の意見を聞いてみよう（小松 2005）．
　小松は，アメリカで生命倫理学が成立してきた背景を，次の三つに分けて説明する．第一の背景は，1960年代前半の「消費者の権利運動」，「公民権運動」「ウーマンリブ運動」[2]である．これに連動して「患者の権利運動」がおこり，インフォームド・コンセントに基づく患者の自己決定権が確立していく．それを後押ししていたのが第二の背景であり，それは医療者による不当な人体実験の歴史に関する認識とそれへの反省である．ナチスによる残虐な人体実験は言うに及ばず，医療者は被験者の同意もなく危険な実験を実施してきた歴史がある．しかし臨床実験は医学の進歩には欠くことのできないものである．そこで人体実験の不当性と危険性とを回避するために，「被験者の本人同意」という絶対的条件が付されることになる．第三の背景は，1971年にニクソン大統領が提唱した「国民医療戦略」である．これによって，国家予算の配分は，ジョン・F・ケネディが推進した宇宙開発から医学へと大転換する．また，ニクソンは医療財政・経済を皮切りに，経済全体の建て直しを意図した．この流れのなかで，自己決定権を至上原理とするアメリカ型の生命倫理学が誕生する．
　以上のことから，小松は次のように結論づける．「バイオエシックスは，生物医学・生命科学の促進と経済活性の地ならしを請けおって誕生した学問とい

---

[2] 消費者の権利運動と患者の権利の関係については，本書25-6頁参照．

えよう.そして,バイオエシックスの中心理念は自己決定権であることがおそらく何よりも好便である.なぜなら,新規医療技術が問題を含んでいるにせよ,自己決定権はその受容を個々人の自由裁量に委ね,したがって,新規医療技術を丸ごと否定することには至らないからである」(小松 2005, 12-13).そして,日本はこの自己決定権至上主義の生命倫理学を,1980年代の脳死・臓器移植問題を皮切りに輸入し,中絶や生殖補助技術をめぐる議論のなかで展開してきた.こうして日本でも自己決定権が生命倫理学におけるあらゆる問題を解決する鍵となったのである.

ところが,20世紀の終わり頃から,アメリカでは生命倫理学の諸問題を議論する際の論調が変化してきている.ES細胞・クローンES細胞さらにはクローン人間などの現実性が垣間見えてきたなかで,自己決定権至上主義は影をひそめてしまった.「人間の根本や社会全体に今まで以上に多大な影響を及ぼしかねないと判断されるものについては,議論の場に自己決定権を持ち出さないのであろう」(小松 2005, 14).それにもかかわらず,日本では相変わらず自己決定権が幅をきかせ,「原理的な議論が可能なはずの宗教」(小松 2005, 15)はなんら生命倫理学の諸議論において役割を演じていないと,小松は分析している.

まとめるに,アメリカでは,先端医療技術の受容を促す自己決定権至上主義の生命倫理学が,人間と社会の根本的変容の可能性という深刻な諸問題に直面し,宗教の影響力を受けて,それらを考察する根源的生命倫理学へと移行してきている.それに対して,日本では宗教の影響力が弱く,いまだに自己決定権至上主義の生命倫理学に留まり,根源的な議論を展開するに至っていない,と批判しているのである.本書はこの批判を受け入れ,小松の説明を以下で補完しようと思う.というのは,小松の説明では,生命倫理学が宗教とは無関係に誕生してきて,今世紀にはいってから突然と宗教が生命倫理学の議論の場面に参入してきたような印象を受けるからである.

3 アメリカにおける生命倫理学と宗教

アメリカで生命倫理学が成立してきた背景として上にあげたさまざまな権利

運動は，言い換えれば，権威とそれに従う者という主従的社会のなかで，虐げられてきた弱者が自らの権利を主張する抵抗運動であったと言えるだろう．医療の現場でも，医師と患者の権威的な主従関係すなわちパターナリズム的関係があり，それに対抗する形で患者の権利が確立してきたのである．その過程で重要な役割を果したのが，ジョゼフ・フレッチャーの『道徳と医学』(Fletcher 1954) や，ポール・ラムジーの『人格としての患者』(Ramsey 1970) であり，さらに，リチャード・マコーミックの名を忘れてはならないだろう．フレッチャーは後に聖職から遠ざかることになるが，元は聖公会エピスコパル・チャーチの神学者であった．ラムジーはメソジスト教会の神学者であり，マコーミックはカトリックのイエズス会士で道徳神学者である．ジョンセンは彼らを「初期の生命倫理学の神学的巨人 (the theological giants of early bioethics)」(Jonsen 2006, 30) であるとして「神学者三人組 (a trinity of theologians)」(Jonsen 1998, 41) と称すると共に，生命倫理学の誕生に寄与した他の多くの神学者たちの名前を挙げている[3]．

また，1970年頃には，生命倫理学の世界的中心となる研究所[4]が相次いで設立され，多くの神学者たちが研究に参画していった．当時，生命科学の躍進は人間と社会の伝統的なあり方を変えてしまいそうな勢いであった．しかもニクソンの政策的経済的後押しもあって，その危惧はますます高まっていた．それに対して伝統的キリスト教が倫理的に対応するために，生命倫理学の研究に多くの神学者たちが参画していったのである．

このように，生命倫理学の誕生と神学とは無関係ではありえなかった．そして，そこには二つのことが基底となって横たわっていると理解することができるだろう．一つは，不当な権威に傷つく弱き者たちへのキリスト教的な隣人愛の眼差し，二つには，人間は神の似姿として創造された個々に大切な人格であるとする人格主義である．患者の権利である自己決定権には，確かに先端技術を容認するための方便という否定的側面もあるが，他方では以上のような隣人愛と人格主義という宗教的な肯定的側面もあるのではないだろうか．

---

3) 生命倫理学の成立史と神学との関係については，Jonsen 1998 et 2006 を参照．
4) 1969年にヘイスティングス・センター (The Hastings Center)，1971年にケネディ倫理学研究所 (The Kennedy Institute of Ethics) が設立される．

さて，宗教の側からの生命倫理学への多くの参画にもかかわらず，土井健司が指摘するように，「総体的に見ると，バイオエシックスに対する神学そのものの影響は薄い」（土井 2005, 57）と言わざるを得ないだろう．その理由を土井はキリスト教の教条主義的傾向に見ている．ローマ教皇がひとたび教導権（magisterium）をもって教書を発令すると，そこで神学者たちは考察や議論を停止してしまう．ここで，土井はジョンセンの次の言葉を引用する．「中絶であれ避妊であれ，何かの問題について教令が公告されるときには最後の言葉が述べられたわけで，神学者は敬意をもって論争を終結した」（土井 2005, 58）．これでは議論にならず，生命倫理学の議論から神学者たちの影響力がなくなるのは必定である．パターナリズムからの解放を主張しながら，宗教的伝統という権威に固執するのは自己矛盾であろう．そのため，キリスト教が生命倫理学の議論において何かしらの影響力を持つことを望んだ神学者たちは，生命倫理学の発展のなかで，むしろ宗教の伝統的権威から距離を置くようになっていったのである．

　ジョンセンは，この辺の事情を説明するために，興味深い例を引き合いに出している（Jonsen 2006）．イエズス会の宣教師であるマテオ・リッチは，17世紀初頭，北京に10年間滞在する．彼は宣教師としての衣を脱ぎ，儒教の学者と同じような格好をして，当時の中国文化を受容し，また西洋の諸学問を中国に紹介した．そうすることで，彼は異文化にキリスト教を伝道する基盤を作ったのである．マテオ・リッチと同じように，現代の神学者は生命倫理学という未知なる領域と話し合うために，まずは両者の共通基盤を見出さなければならない．すなわち，神学者は世俗の倫理学と医学の言葉を学び，伝統的な神学の言葉ではなく，その世俗の言葉で生命倫理学の諸問題について語らなければならない．それゆえ，生命倫理学の成長とともに，神学者の言説や主張から神学的色合いが薄れていったのである，と．

　生命倫理学に対する神学の影響力が当初よりもなくなっていった理由は，それ以外にもあるのではないだろうか．第二次世界大戦後から現在にいたるまで，アメリカでは国民に対するキリスト教の統制力が国政・教育レベルで喪失していく[5]．1940年「エホバの証人」の生徒が「国旗儀礼」を拒否する．これは愛国心と信仰との対立問題である．裁判所は，愛国心よりも信仰の自由を保障

するのがアメリカ憲法の謳う自由の理念であるとして，1943年に彼らの「国旗儀礼」拒否の自由を認めた．1963年には，教室での聖書朗読と主の祈りが違憲とされた．こうした背景から，生命倫理学は原則上宗教的に中立でなければならず，逆に神学者たちも自らの信仰の自由を確保するために，生命倫理学の研究において神学的色合いを自ら薄めざるを得なかったのではないだろうか．

　さらに，次の点も見逃せないと思われる．キリスト教の国レベルでの統制力の低下は，キリスト教の多元主義を活性化し，さらには信仰そのものの個人主義化が推し進められた．言い換えれば，キリスト教のもつ共同体主義が国レベルから各教団レベルに縮小され，ついには共同体主義的な信仰よりも個人主義的な信仰のあり方へと，信仰心が変容していったのである．しかも教団そのものがそれを容認している現状がある．すなわち，個人の信仰や決断とその人が属する教団の教義とに整合性がなくても許されるほどに，信仰の自由は個人化されているのである．生命倫理学の諸問題に関して言うなら，「体外受精を黙認し，信者がそれを選択することを，まるでその決断に関して信仰は何の役割も演じないかのように許している多くの宗教団体がある」(Cole-Turner 2003, 16) のであり，それは逆から言えば，教団の教義とは無関係に個人は生命倫理学の諸問題について考え議論できるということである．これが言いすぎであるとするなら，次のように言い換えてもよいだろう．信者個人は教団の教義と完全に無関係であることはできないとしても，かなりの程度で信者個人は教団から自由に，自らの信仰心に基づいて考え議論することができるのである．また，それを宗教教団はかなり許容しているのである，と．こうして生命倫理学における宗教的影響力が低下する．

　ここで，さらに見過ごすことのできない重要な点を指摘しておきたい．小松は，自己決定権的生命倫理学はニクソンにはじまる経済的政策を背景として成立したものであり，自己決定権とは先端医療技術を社会に受容させるための方便にすぎないと見なしている．確かにそれは正しいのだが，その成立背景には宗教的要因もあると思われる．自己決定権を原理とする生命倫理学の成立には，上で説明した信仰の個人主義化がその一端を担っていたのである．教団の教義

---

5) アメリカのキリスト教の歴史に関しては，森本2006を参照．

から自由になった個人の信仰心にとって，生命倫理学における個人主義的な自己決定権は非常に有効なものである．なぜなら，教団の教義的見解とは違っていても，自らの生命的利害に関して自らの信仰心に基づいて個人的に決断が下せるからである．しかも，信者個人はそのことで教団の教義からまったく離脱したとも感じておらず，また教団側もそれを暗に許容してしまっているのである．このことが，個人主義的な自己決定権の生命倫理学の成立を背後から支えたのではないだろうか．

まとめるに，キリスト教の国政・教育からの離脱，そして信仰心の個人主義化が，一方では，生命倫理学における宗教の影響力を低下させ，他方では，自己決定権至上主義的な生命倫理学を成立させ維持してきたのであり，その流れのなかでキリスト教は世俗の生命倫理学の影に隠れてしまったのである．このような歴史解釈も可能であるだろう．

1980年後半から，そして21世紀に入って，影に隠れていたキリスト教が再び生命倫理学の議論の表舞台に現れ始める．この傾向は近年，宗教と生命倫理学の書物の出版が目立つことからも見て取れる[6]．それは，すでに述べたように，胚研究・ES細胞・クローンES細胞・クローン人間・遺伝子改造などによる人間と社会の根本的変容の可能性がますます現実味を帯びてきたからであり，人間と社会の根本的あり方について根源的に対応できるのは宗教だと思われているからである．なぜなら，宗教はこれまで人間と社会のあるべき姿に関する聖書的あるいは形而上学的な共通原理を人々に提供してきたからである．

このキリスト教の再登場には2つのパターンがあると，土井は指摘する（土井 2005, 59-64）．迎合的パターンと教条的パターンである．前者は，先端医療技術のメリットを受容する社会的傾向にあわせて，それを正当化する聖書的な説明を提供するものであり，後者は，聖書に基づく教義を形而上学的な共通原理として生命倫理学に押し付けるものである．

前者は，生命倫理学の諸問題に関して個人が自らの個人的信仰によって下す

---

6) Peppin, J. F., Cherry, M. J. and Iltis, A. (eds.), 2004, *Religious Perspectives in Bioethics*. Cahill, L. S., 2005, *Theological Bioethics*. Walter, J. J. and Shannon, T.A., 2005, *Contemporary Issues in Bioethics: A Catholic Perspective*. Guinn, D.E. (ed.), 2006, *Handbook of Bioethics and Religion*.

個人の決断に，教団が迎合的に無理やり聖書的根拠を後付で与えているように，私には思われる．では，後者はどうだろうか．今日の聖書学の教えるところによれば，聖書自体の権威そのものがかなり揺らいでいる[7]．そして，近年話題となった『ユダの福音書』[8]は従来の聖書に基づくイエス像を根底から覆してしまいそうである．聖書に基づく教義はもはや形而上学的な共通原理としては機能しえないのではないかと，私には思われる．

　かくして，アメリカの生命倫理学の現状は，一方に教条的な教団があり，他方に個人的信仰心を最大限に許容する拘束力の弱い教団があり，その間に程度の差があるさまざまな教団がひしめき合っているのである．言い換えれば，アメリカの生命倫理学における議論・対立は，キリスト教の各教団の間にある宗教と宗教の対立となってきている．アメリカにおける生命倫理学の問題点と聞くと，そこで問題にされていることは，生命倫理学によって擁護される先端医療技術つまり科学とそれを否定する宗教との間の対立問題であると，私たち日本人は思いがちであるが，必ずしもそうではないのである．そこにあるのは，むしろ生命倫理学の諸問題における宗教と宗教の対立なのである．そして，このことは当のアメリカ人でさえ見過ごし，誤解していることがあると言われている．アメリカにおける生命倫理学と宗教との関係の現状を正確に理解しておくために，少し長くなるが，ロナルド・コール＝ターナーの指摘を引用しておこう（Cole-Turner 2003, 14）．

　議論を通じて，いくつかの誤解を取り除きたい．おそらくもっとも単純で明白な誤解は，胚をめぐる論争は宗教と科学との間で絶えずなされてきた戦争の単なる現代版であるというものである．そもそもこの「戦争」は神話に過ぎず，歴史学的厳密さに欠ける．このことは，科学史の研究者たちによってすでに明らかにされている．また，胚をめぐる宗教と科学との対立という考えも，現実に起こっていることに対して，「戦争」というのと同じように，単純化された不正確な見解であることは明らかである．論点に関して宗教者

---

7) 一般に分かりやすいものとして，バート・D・アーマン『捏造された聖書』を参照．
8) 『原典ユダの福音書』，『ユダの福音を追え』参照．どちらも，日経ナショナルジオグラフィック社，2006年．

たちが分裂している．このことが第一に示しているのは，対立があるとすれば，それは宗教と科学との対立ではなく，宗教と宗教との対立であるということである．しかしさらに重要なのは，この議論に参加している宗教者たちが一致している点を挙げるとすれば，彼らは皆，医学と科学との擁護者であり，科学的知識の進歩とそれに基づく医学的技術を強力に支持している点である．もちろん見境もなく技術に反対する人たちもいる．しかしほとんど例外なく，そのような人々は宗教的な人々ではないか，すくなくとも主要な伝統的信仰における宗教的指導者や学者ではない．それにもかかわらず，あまりにも多くの報道が，胚をめぐる論争は宗教と科学との抗争である，と公言している（そしていまだに多くの科学者もそれを信じている）．

蛇足かもしれないが，欧米では確かに宗教と科学が対立的に見られる傾向があるが，その一方で，宗教的指導者が高名な科学者であったり，医学者であったりすることが多い．この後者の点を私たち日本人は見過ごす傾向があるので，この点も念頭においておくべきであろう．

では，本当に宗教と科学の対立は少しもないのだろうか．あるいは，そのような対立は誤解なのだろうか．決してそうではないと，私には思える．遺伝子学の発展は生命の発生から進化までを解明し，生命現象に神が介在する隙間を科学的知識で完全に埋め尽くそうとしている．神による世界創造，魂や復活に関する教義をめぐる科学との抗争はむしろ激化し，理性を麻痺させるほどに教条的にでもならない限り，聖書の神は死に絶えそうである．このようにアメリカの生命倫理学は，宗教と宗教の対立，宗教と科学の対立，すなわち宗教 vs. 宗教 vs. 科学の三つ巴の抗争のなかにあるのである．

4 日本における生命倫理学と宗教

日本において生命倫理学が導入され展開されたのは，1980 年代から始まる脳死・移植問題の激しい論争からである[9]．長い論争の末「臓器移植法」

---

9) 本書 95 頁参照.

(1997年) が成立し，脳死体からの臓器移植は脳死者の生前の同意と家族の拒否がなければ可能となった．つまり，脳死者の自己決定権によって，この問題は一応の解決を見たのである．そして，その後の生殖補助技術をめぐる議論においても，当事者の自己決定権が問題解決の中心的な役割を果していく．そこでは，欧米の自己決定権の背後にあるキリスト教的な人格主義的視点がまったく見落とされている．そのため，自己決定権はかつてのアメリカの生命倫理学の状況と同じように，先端医療技術を受容させるための方便として機能しているように思われる．

では，日本において生命倫理学の問題に対する宗教的アプローチは全くないのだろうか．このように問われると，すぐに思い出すのが，脳死・臓器移植をめぐる議論で独特の活躍をした梅原猛である．彼は「脳死臨調（臨時脳死及び臓器移植調査会）」のメンバーであり，メンバーの多数が脳死を人の死と見なすのに対して，断固それを否定し，脳死臨調の最終答申に少数意見を付記させた人物である．彼の主張は，脳死は人の死ではなく，脳死者からの臓器移植は条件付で消極的に認められる，というものである[10]．

では，脳死状態の人が死んでいないとするなら，どうしてその生きている人から臓器を摘出できるのであろうか．ここで，梅原が持ち出すのは，自らの命を布施する菩薩行である．また多くの仏教者が同じように菩薩行として脳死者からの臓器移植を認めている．この考え方を見てみよう．

菩薩行としての臓器移植が完遂されるには，生命に対する畏敬の念や執着のなさ，そして自己犠牲の純粋さが医師とレシピエントとドナーの三者関係になければならないとしている．すなわち臓器移植は「三輪清浄」を前提としているのである．「三輪清浄」とは，施す人，施される人，施されるものが執着を離れ清らかであることを言う．具体的に言えば，臓器を施す人（ドナー）は自らの命に執着をもたず，臓器提供による何らかの利益を意図せず，ただただ自らの命を他者のために贈与すること，臓器を受ける人（レシピエント）は延命に執着して他者の死を願ってはならず，ただただ他者の贈与を有り難く受けること，医師は功名心ではなくひたすらドナーとレシピエントの命を尊び，厳か

---

[10] 梅原による脳死臓器移植に対する批判的見解については，『「脳死」と臓器移植』，『脳死は，死でない．』，『脳死は本当に人の死か』を参照．

に移植を実施すべきことの三点である（ここでは，施されるものである臓器の清浄さということが医師の行為の清浄さに置き換わっているが）．

この仏教的な考え方は心に美しく響く．しかし問題がないわけではなく，中島隆博が詳細な批判を展開している（中島 2005）．ここでは彼の批判と多少の重なりはあるが，私なりの批判を展開しておきたい．

まずは，菩薩行としての臓器移植という考え方は，結局，臓器移植という医療を推進する個人主義的な自己決定権に絡め取られてしまう．なぜなら，臓器提供という菩薩行を為すと本人が自己決定するなら，それは認められ，誰もそれに反対することができないからである．これでは，菩薩行自体が脳死臓器移植を含めてほとんどの先端医療技術を受容させる方便になってしまうだろう．なぜなら，先端医療技術の目的はほとんどが他者の救済を目指しているのだからである．

けれども「三輪清浄」という前提条件があるではないか，と反論されるかもしれない．しかし，この前提条件の取り扱いはかなり難しい問題点を含んでいる．「三輪清浄」を脳死臓器移植の前提条件として掲げることは，むしろ臓器移植をすることが善であり，臓器移植を拒むことは悪であるというメッセージを社会に流布させることになる．その結果，「三輪清浄」という菩薩行の推進は，暗黙のうちに，人に臓器移植を拒ませない圧力となってしまう可能性がある．というのは，臓器移植を拒むということは，自分が清浄でないということの証明になってしまうからである．これでは，どちらを選ぶこともできる自由があり，どちらを選んでも非難されないという自己決定権が持っている肯定的な側面が台無しになってしまう．日本臓器移植ネットワークが掲げる「命のリレー」というメッセージもまた，菩薩行と同様に，自己決定権が持っているこの肯定的側面を忘れさせ，臓器移植をすることが絶対的善であるかのように人々に思い込ませるスローガンになる危険性があると思われる．

では，菩薩行は全く認められないのだろうか．私はそうは思わない．菩薩行を為すと決断することは，宗教的な実存的決断であり，それが個人の実存的信仰心にとどまる限りでは，大いに認められ，賞賛されるものであると思う．そこには問題はない．むしろ問題なのは，本来的には宗教的な実存的決断であるべきものが，社会的なルールの次元で自己決定権として語られるや否や，それ

は教条的規制として働いてしまうという点である．言い換えれば，宗教が社会的な道徳となるとき，それは自らの自由を喪失し，他者の自由を内面的に拘束することになってしまう．本来，菩薩行を為すと自由に決断するのは私ではなく仏である．私と仏とが自由な空間に留まる限りにおいて，菩薩行は自然と純粋に成就するのであり，それは道徳的決断や自己決定権というものではないだろう．

このように宗教的決断は生命倫理学の外にあるべきであり，ひそかに背後から生命倫理学を支え包括すべきなのではないだろうか．このことを，第6章で分類したルールの諸層から見てみよう．宗教的決断は第一義的には個人的ルールの層にあり，その決断を他者に向かって奨励する場合は，強制的ではなく説得的でなければならない．ましてや，個人的決断を許可的ルールや強制的ルールのレベルで発信してはならないだろう．これが本書の主張であり立場である．

5　宗教の背後にあるもの

さて，以上の考察から歴史的側面を取り除き，そこから見えてくる生命倫理学の全般的な問題を，今度は構造的に分析してみよう．

自己決定権は，一般的には，次のように受け止められていると思われる．人は自分のことを自分で決断する自由を持ち，その自由と決断は最大限に尊重されるべきであり，他者の自由を傷つける恐れがあるごく限られた場合にのみ，自己の自由は制限される，と．

このように理解されている自己決定権がうまく機能するのは，個々人の決断や，その決断を支えている個々人の価値観が全く干渉しあわない場合か，干渉しあうとしても他者の決断と価値観とを認め，対立しないように努める寛容さが双方にある場合である．しかし，全く干渉しあうことのない決断や価値観は現実にはほとんどありえないのであるから，この自己決定権は寛容さがなければ機能しないことになる．

<u>寛容な自己決定権</u>とは，どちらも選ぶことのできる自由があり，どちらを選んでも非難しないし，非難されないというものである．この寛容な自己決定権は個々人の価値観の葛藤を緩和できるという肯定的な側面があるとともに，そ

れ以上に自由な決断による自己同一性という「私が私である」という尊厳がそこで遂行され完遂されるという積極的な側面がある.

しかし, この寛容さは他者や社会に対する無関心さに容易に転化する. そして, この無関心さゆえに, Aという先端医療技術によって自分は助かるのだから, その技術Aは認められるべきであると, その技術Aがもつ社会的な影響の甚大さを考慮することなく, 容易に主張されることになる. 寛容な自己決定権は, 倫理的にさまざまな問題をはらんでいるかもしれない先端医療技術を受容する方便として機能するという否定的側面も持ち合わせているのである.

以上の考察から, 寛容の自己決定権が機能するのは, かなり個人的な問題領域に限られることが分かる. しかし, 近年の先端医療技術は社会や人間存在そのものを変容させかねない. たとえば, 生殖医療技術は社会の基底である家族のあり方を根底から変質させ, 社会全体を変容させるだろうし, 遺伝子改良やクローン技術は人間存在そのものを別種の存在に変えてしまうだろう. したがって, 寛容の自己決定権は, 元来, そのような先端医療技術の是非をめぐる問題圏の外にあることになる. 言い換えれば, 近年の生命倫理学の諸問題は自己決定権が及ぶ範囲の問題ではなく, むしろ社会全体の問題なのである. ここでは, 寛容の自己決定権の生命倫理学ではなく, 社会的な生命倫理学が問題解決にあたることになる.

<u>社会的な</u>生命倫理学は, 生命倫理学の諸問題, たとえば先端医療技術の是非の問題を社会的なコンセンサスの問題に置き換える. 個々人が社会全体のあり方に関心を持ち, その将来のあるべき姿をあくまでも合理的に互いに討議しあうことで, 先端医療を受容するかどうかのコンセンサスを得ることができる. 合理的討議による相互承認が社会的コンセンサスの正当性を保証し, その正当性が生命倫理学の諸問題の解決策の正当性を保証するのである. このように社会的な生命倫理学には「互いに納得し合った」という肯定的な側面がある.

しかし, 社会的コンセンサスによる解決方法にも問題がないわけではない. 一つは, 社会的コンセンサスは容易に, 討議のない多数決の問題になる傾向があるということ, 二つには, 社会的コンセンサスで解決できない問題領域があるということ, である. 最初の欠点は, 合理的討議と相互承認を実行できる能力を培う教育政策と, 合理的討議と相互承認が実際に機能する社会的枠組みを

設定すればかなり回避できると思われる．たとえば，一つの案として，地域ごとに生命倫理委員会を設置し，裁判員制度のように，一般市民が無作為に選出され，委員として生命倫理学の諸問題の解決に参加することも考えられるだろう．しかし二番目の問題点は，教育や政策によって解決できるものではない．医療者の数の増減や救急医療体制の配置などは，社会的コンセンサスの問題であるだろうが，クローン人間の作製や遺伝子操作による超人の作製などは，そうではないだろう．後者の問題に関しては，「人間とは何であるのか」という最も根源的な問いを問うことでしか答えられない．ここでは，社会的な生命倫理学ではなく，形而上学的な生命倫理学が求められることになる．

　<u>形而上学的な生命倫理学</u>とは，人間存在の根本的構造から生命倫理学の諸問題の解決にあたるものであり，それゆえ存在論的な倫理学である．また，上で述べられた寛容の自己決定権による生命倫理学や社会的コンセンサスによる生命倫理学を根底から支えるものである．なぜなら，どれも人間の存在構造の重要な構成要素をなしているからである．

　さて，元来，宗教は人間存在に対する形而上学的な理解を伝統的に提供し，個人や社会そして人間と自然の関係を根底から支えてきた．それゆえにこそ，近年になって宗教が，特にアメリカでは，生命倫理学の諸問題に対して積極的に発言してきているのである．そうであるなら，形而上学的な生命倫理学は宗教を頼りにし，宗教の持つ形而上学的知識を援用できるはずである．しかし，一見すると，そうはできないと思われる状況がある．なぜなら，複数の宗教団体の間で人間存在の理解に関して一致が見られず，相互に分裂しているからである．しかも，その分裂は人間存在の根本的理解における相違から生じているので，対立は激しく，しかも相互に妥協することはかなり難しい状況にある．

　では，本当に，宗教の人間理解は全く頼りにならないのだろうか．そうではないと思う．宗教の人間理解が生命倫理学に役に立ちそうにないと思われるのは，宗教が教条化し，信仰が固定化してしまっているからである．本来，信仰とはそのようなものではなく，常に時代の諸問題とともにあって信仰するというダイナミックなものである．そのダイナミックな活動のなかに人間存在への深い洞察が含意されているのである．それゆえ，固定化した教条的な教義をひとまず括弧に入れて，信仰がまさに信仰として生じてくるところを現象学的に

分析すれば，そこから人間存在の根本構造を取り出すことができるのではないだろうか．そうすることで，生命倫理学における宗教と宗教との対立が緩和され，生命倫理学にとっても有用な洞察が得られるのではないだろうか．

では，信仰が生まれるところとはどこなのか．信仰すること自体が可能となるには，私が存在していなければならないのだから，それは「私」という現象である．「私があること」において信仰や尊厳が生じてくるのである．本書はその予測のもとで，次の章で「私がある」という現象を分析してみよう．

もっと知りたい人のための読書案内

1. 国際宗教研究所（編集）『現代宗教 2003 ［特集］宗教・いのち・医療』，東京堂出版，2003 年．
   ——宗教学のさまざまな分野の研究者が，宗教と生命倫理学の関わりについて，それぞれの視点で考察している．両者の多様な関わりをこの一冊で知ることができる．
2. 中野東禅『中絶・尊厳死・脳死・環境——生命倫理と仏教』，雄山閣出版，1998 年．
   ——著者は，大学や文化センターなどで，仏教のものの見方・考え方について講義するとともに，「医療と宗教を考える会」や「日本死の臨床研究会」などの世話人を務める．本書は，生命倫理学の諸問題が，仏教の立場からすれば，どのように考えられるのかを考察したもの．
3. 浜口吉隆『生と死を見つめて——信仰といのちの倫理』，南窓社，2006 年．
   ——本書はローマ・グレゴリアン大学大学院で倫理神学を修めた著者によるもので，生命倫理学の諸問題に対するカトリック教会の考え方を学ぶことができる．

第9章 自己存在と自己決定

1 私があるということ

　私があると言明するとき，そこには，この言明をなした私が隠れている．私は私があると言明したのである．すなわち，私があるということは，私が私であるということを意味する．私が私であるという現象には，すでに媒介がある．そこには，主語に現れる私と述語に現れる私との間がある．その間を他者が媒介している．他者が私を媒介しているとしても，それでも私は私であり，私が他者を媒介しているとしても，やはり他者は他者である．媒介において，私も他者も独自的でありうる．したがって，私が私であるという現象には，私の私に対する超越と，私の他者に対する超越とが含まれている．そして，私と私，私と他者との超越的関係は，その関係性自体を成立させている包括的な場を必要とする．なぜなら，私自身がその超越的関係性の場を創造したのではないからである．私はそのようなものとして存在するように，この世界に投げ込まれているのである．
　この包括的な場において，私は私と他者とに出会うことができ，しかもその包括する場そのものは絶対的他者として経験される．なぜなら，私はその場を越えてその背後へと回り込むことができないからである．それゆえ，この経験は超越的経験であり，私に畏怖の念を抱かせる．畏怖の念がおよそ宗教一般の心境であるなら，まさにこの経験は宗教的経験と呼ぶべきものであろう．この経験の場において，私の尊厳や命の尊厳という理念，さらには信仰というものが生じ，その理念と信仰のもとで，私は私であることが可能なのである．自己

決定とはこのような経験の場から遂行されるのであり，またそうでなければ浅薄なものになってしまう．このような経験の場に関しては，次の章で具体的に考察することにして，この節ではもう少し原理的な分析を続けよう．まずは，上に述べられた私があることの自己的側面，続いて他者的側面の順で考察する．

私があることの自己的側面　石は自分を石であるとは認識しない．なぜなら，石の存在には自己と自己との間がないからである．これは動物においても同じである．確かに，哺乳類にいたっては，何かしらの自己意識があるようにも思えるが，自己と欲求とにわずかの間はあるとしても，それは自然本性的な鎖で緩やかではあるが必然的に繋がれている．それに対して，私は私であるという現象には，主語的私と述語的私との間がある．この間があるからこそ，私は他の生物と違って自由であると端的に言える．すなわち，私は自由のなかに存在するのである．そして，私が自由存在であるがゆえに，私は私を決断できる．自由は決断の存在論的な可能条件である．この決断によって，私はこの間を越えて私は私であるという自己同一性を完遂する．私とは自由な決断以外の何者でもない．そして，この決断は不断の決断でなければならず，決断のないところに私は存在しない．決断は私の存在要件なのである．したがって，厳密に言えば，私はあるのではなく，私は私になるのである．

ちなみに，ピコ・デッラ・ミランドラの言葉を借りれば，神は人間を「自由意志を備えた名誉ある造形者・形成者 (arbitarius honorariusque plastes et fictor)」として創造したのであり，人間は「自分がそうありたいと欲するところのもの (id quod esse volumus) になるという条件の下に生まれついている」のである[1]．そして，これが書かれた彼の演説草稿は後に『人間の尊厳について』というタイトルが付けられた．このことからも窺われるように，自由な決断とは私の尊厳なのである．では，なぜ自由な決断が尊厳と言われるのか．尊厳とは侵しがたいことを意味する．一方，自由な決断は私の存在要件であるのだから，それを侵害すると私は存在しえなくなる．それゆえ，自由な決断は侵しがたいこととして，私の尊厳であると呼ばれるのである．

---

1) ピコ・デッラ・ミランドラ『人間の尊厳について』大出哲・安部包・伊藤博明訳，国文社，1985，17 et 21.

さて，決断は私の存在要件であるだけではない．その都度の決断によって私は，あれでもこれでもなく，ある特定の私を決断する．ここに他とはなりえない唯一の私が成立するのだから，<u>決断は私の唯一性の存在要件</u>である．また，決断による自己同一性という自己確信によって幸福という心境が成立するのだから，<u>決断は私の幸福の存在要件である</u>[2]．

　さらに，決断とはある私を未来に向かって投げかけることである．それゆえ，私とは未来に向かってある．また，私とはこれまでの決断の総体であり，それは流れ去ってしまって無になってしまっているのではない．もしそれが無になっているのであれば，私の存在は意味のない空虚なものになってしまうだろう．すなわち，私は過去を今まさに存在しているのである．これまでの決断の総体を背負いつつ，未来に向かって決断しつつ現に今あること，それが私の存在の仕方である．言い換えれば，私の今は過去と未来と没交渉的な今ではなく，むしろ<u>過去と未来とに及んでいる伸張的今</u>なのである．まとめれば，私があるとは，<u>時間的あるいは歴史的にある</u>ということである．

私があることの他者的側面　私が私であると言えるのは，私と他者とが区別されるからである．他者が主語的私と述語的私との間を横切るから，私が私として存在する場が開けるのである．このように他者による媒介は私の存在構造に必然的に含まれている．このことは，私の自由な決断においても同様である．私の決断は他者による媒介性を必然的に含んでいるのである．したがって，私の存在においても，唯一性においても，幸福においても他者による媒介性が内在しているのである．言い換えれば，他者による媒介性すなわち他者性は，私の存在要件であり，私の唯一性の存在要件であり，私の幸福の存在要件なのである．さらに，上で考察したように，私があるとは過去的かつ未来的にあることなので，私の存在の歴史性や時間性もまた他者によって媒介されているのである．

　他者と全く関係を持たずに孤独に生きている人も見うけられるので，私が存在することに必然的に他者が含まれているとは言えないのではないか，と反論

---

[2]　本書25頁参照．

されるかもしれない．しかし，私の存在の根底に他者性が構造的に媒介されているからこそ，他者を遠ざけたり，他者と親密になったりすることができるのである．その逆ではない．私の存在の他者性が他者との距離を可能にする存在論的な前提なのである．

　さて，他者もまた他者それ自身においては，「私」と呼ばれるものである．それを他我と表現しよう．他我もまた私と同様の存在構造を持っている．したがって，他我の自由な決断は，私の自由な決断と同様に，尊厳あるものであり，尊重されなければならない．さらに，私の存在が他者によって媒介されることが必要であるように，他我の存在は私によって媒介される必要がある．私と他我の存在には，相互の媒介性が必然的に含まれている．それゆえ，<u>私の存在は他我の存在に対して根源的に責任を負う</u>ものなのである．また，相互に媒介されながらも，私は私であるし，他我は他我であることは，不思議以外のなにものでもないだろう．まさに，私と他我があることは有りえない奇跡，すなわち「有り難いこと」であり，それゆえ，そこに根源的な感謝という心境が生じてくるのではないだろうか．そして，それが，背後に回り込めない何かしらを畏怖し，それに感謝するという宗教的感情の源泉なのではないだろうか．

2　他者が交差する自己決定

　前節で明らかにされた「私の存在構造」をもとに，この節では，自己決定の具体的な場面を分析し，自己決定権のあり方について再考して，私なりの意見を述べたいと思う．

　どちらも選ぶことのできる自由があり，どちらを選んでも非難しないし，非難されないという寛容の自己決定権は，確かに私の存在の自己的側面だけに着目すれば肯定されるだろう．また，この寛容の自己決定権は，一般的には，おそらく次のように受け止められているだろう．私は私であって，私以外の何者でもない，したがって私のことは私が決める権利を有する，と．ここでは，他者を排除することによって自己同一性が確保されているのである．

　この排他的な自己同一性は確かに必要であり肯定されるべきことである．たとえば，点滴を患者のAさんにする場合，看護師は患者が実際にAさんかど

うか確認しなければならない．すなわち，患者さんがAさんであって，Aさん以外の何者でもないことを確認しなければならない．ここでは，AさんはAさんであって，それ以外の何者でもないことが前提となっている．AさんがAさんであり，かつBさんであるとなると，私たちはAさんという人物を特定できなくなり，何もできなくなってしまうからである[3]．この同一性が，生命倫理学における人格論の人格性や自己意識ということの意味することであり，私の存在の自己性のみに視点を絞れば，絶対に尊重されるべきことになる．

しかし，この排他的で寛容な自己決定権が尊重されるのは，決定の限界点においてであり，決定するという過程においては，排他的な決定ということはほとんどありえないことだと思われる．なぜなら，私の存在には自己性以外に，他者による媒介という側面があるからである．決定という行為の具体的な場面を例にとって，このことを考察してみよう．

大学生の息子が交通事故で病院に運ばれたとの連絡を受け，両親が病院に駆けつける．医師から息子が脳死状態であり，ドナーカードを所持していて，脳死状態におけるすべての臓器の提供に同意している，と告げられる．両親は息子がドナーカードを所持し，脳死臓器移植に同意していることなどまるで知らなかった．そのような話題を息子が話すのを一度も聞いたことがなかった．医師は息子の同意に応じて，脳死移植を実施したいと申し出る．しかし，両親はとにかく最後まで手を尽くしてください，と医師に懇願する．

さて，現在の「臓器移植法」では本人と家族の同意がなければ，脳死臓器移植を行うことはできない．これは本人の自己決定権を侵害しているとして，本人の同意のみで脳死移植が行えるように法律を改正すべきであるとの主張がある．そのように法律が改正されたとしよう．そうすると，上の例では，最後まで手を尽くしてくださいという両親の思いは無視されてしまう．臓器移植後，両親は自分たちが息子を死なせてしまったのではないだろうか，あの時どんなことがあっても最後まで移植に反対すればよかった，と後悔の念に苛まれる

---

3) 私の存在の自己性を，形式論理学の同一律（AはAである），矛盾律（Aは非Aではない），排中律（Aでも非Aでもないようなものはない）の三原則から解釈し，このような論理的な自己理解を打ち破る文学的あるいは宗教的な自己理解を探求したものとして，八木誠一『イエス・キリストの探求』（八木1976）を参照．

だろう．この心の傷は深く癒え難いものであるだろう．何が両親の心をそんなにも傷つけているのか．

　いくつかの理由が考えられるだろうが，この節のテーマに限って言えば，息子が脳死になったら臓器を提供しようという意思を両親に何ら相談せずに，自分だけで決定したこと，すなわち決定において両親が排除されていることの悲しみが，理由の一つであると思われる．両親にすれば，臓器を提供するにしても，自分たちに何で一言も相談してくれなかったのか，自分たちは息子にとって何だったのだろうか，という思いがあるのではないだろうか．このような思いが生まれてくるのは，まさに息子と両親とが互いに媒介されて，それぞれが存在しているからである．この媒介性を息子が排除したことが，両親の心を傷つけている，と言えるのではないか．

　この媒介性は言葉の上にも端的に現れている．私たちは例をあげるにしても，そして現場においても，AさんとBさんと匿名で呼ぶのではなく，おそらく，ご両親，息子さんと呼ぶはずである．この言葉使いは，私は私であって私以外の何者でもないという公式を，はじめから打ち破っている．なぜなら，私は私であるが，私は彼らの息子でもあるのだからである．私の自己存在を両親が横切ることで，私の存在は息子という側面を得ている．そして，私が彼らの息子であるという側面は，私の存在から随意に取り外しできるようなものではなく，私があることの不可欠な側面なのである．そうである以上，彼は両親に対して責任があるのである．

　責任（responsibility）とは応答すること（response）である．応答するとは，約束（sponsio）を返すこと（re）である[4]．約束を返すとは互いの約束関係を保持するということであり，約束関係を保持することは誠実であるということである．両親が子供のことを配慮するように，子供も両親のことを配慮するという約束関係を保持する誠実さがなければならない．ここで言われている約束とは，自由意志によってなされる約束のことではなく，この両親のもとに私が生まれたという排除できない偶然的な関係のことである．それは，運命と呼んでもいいような関係である．このことは，ときおり心の深みから漏れてくる次

---

[4] 英語のrespondとresponseはラテン語のspondere（約束する）とsponsio（約束）に由来する．

のような言葉のなかに響いている．「この子は私たちの子供として生まれてくるように約束されていたのだ」，あるいは「この両親のもとに私は生まれるべくして生まれてきたのだ」などである．親子とはこのような偶然性を受け入れ維持する誠実さのうちにあるのである．それゆえ，親子の関係は他の関係以上に誠実でなければならないのである．

　以上で，排他的な自己決定権がいかに人の心を傷つけるのかが理解されるだろう．では，排他的ではない自己決定とはどういうことなのだろうか．再び脳死臓器移植を例に考えてみよう．

　高校生になった娘が脳死によるすべての臓器提供を望んでいる．しかし，両親は反対である．このとき，娘と両親は十分に話し合うべきである．娘は自分がどうして臓器を提供したいのかを説明し，両親はどうして臓器提供に反対なのかを説明すべきである．両親は，心臓が動いているのに，それを取り出すことを認めるのは娘を死なせるようなものである，と反対の理由を述べるかもしれない．それに対して娘は脳が死んでいるのだから，心臓が動いていても，人としてはもう死んでいるのだし，それで助かる人がいるのだから，私はその人を助けてあげたい，と説明するかもしれない．理性的に考えればそうかもしれないが，自分の娘の心臓がまだ動いていて，身体も温かいのにメスを入れて，それを取り出すのは親としては辛すぎると，両親は再度主張するかもしれない．そのような対話のなかで，娘は両親の気持ちを配慮し，両親は娘の気持ちを配慮し，脳が機能停止し，なおかつ心臓が停止した段階で臓器移植をすることで，娘と両親が納得するかもしれない．互いが納得した上での脳死臓器移植であるなら，娘も両親も，また臓器を受ける人も心痛めることは少ないのではないだろうか．

　このように他者が交差する自己決定は，互いが納得するという肯定的側面だけでなく，自己決定する際の視野が広がるという長所がある．脳死移植に関して，両親や恋人や友人は，私とは全く違う視点から，私の臓器提供が彼ら／彼女らに与える意味を語るだろう．そこから私の存在が他者によって媒介されていることの有り難さが発見でき，それが私だけでは見えていなかった視点を照らし出し，私の決定に大きな影響を与えることだろう．このことは，私があることの他者的側面を考えると，非常に重要なことである．

脳死による臓器移植に関して子供も両親も互いに賛成の立場であっても，ことは同じである．子供と両親はお互いに，なぜ臓器移植をしたいのか，あるいは認めるのかを十分に話し合って，その上での決定であることが大切である．なぜなら，私の存在の他者的側面を尊重することは，私と他者とを尊重することだからである．

　では，どんなに話し合っても互いに納得しあうことができない場合は，どうするのか．これは，他者が交差する自己決定の限界点であり，この限界点を超えてはじめて，排他的な自己決定が権利として有効になるのである．最初から，排他的な自己決定が権利として認められているというのは，自分しか見ていない偏った考えではないだろうか．

　このように見てくると，医療者が説明し，患者が同意し，医療者が医療を提供するという消費者モデルの医療者患者関係は，あまりにも単純で空虚なのではないかと感じられる[5]．医療者患者関係が消費者モデルと見なされるのは，患者の同意を排他的な自己決定権と考えるからである．そこでは，患者の自己決定の過程から医療者が排除され，それに積極的に関与できなくなる．そうすると医療者は患者を治そう，命を守ろうという意欲をそがれるのではないだろうか．同意されたことだけ，依頼されたことだけを実施する，その結果がどうなろうと，患者が決めたことだから，患者には自己決定権があるのだから，ということにならないだろうか．医療者としての責任と誇りを失うのではないだろうか．このことは，私があることの他者的側面を排除しているのだから，当然のように起こりうることである．

　患者の自己決定とは，患者と医療者の話し合いによる自己決定の限界点を越えたときにはじめて，排他的権利として有効になるのである．それゆえ，患者と医療者はまず最初に，病気の治療をめぐって，十分な話し合いをすべきである．話し合いを通じて，医療者には患者の病気を取り巻いている背景が見えてくるし，患者は自分の病気に対する見方を変えるかもしれない．その話し合いのなかで，両者が納得したうえでの患者の自己決定でなければならない．そうすることで，医療者は患者の命を救おうという使命感を持ち，患者はどんなこ

---

5) 本書26頁参照．

とがあっても治ろうとする意欲と希望を抱くことができるようになるのではないだろうか．

　また，そのような関係を成立させるためには，医療者に対する信頼が患者側になければならない．その信頼は，医療者の，命を救う知識と技術と使命感に向かう．命を救う知識と技術と使命感を持つということは，その道の第一人者であろうとすることである．第一人者であるとは権威があるということであり，権威を持つとは自らの職業に誇りを持つということである．したがって，患者の信頼とは医療者の権威を信頼することにある．この信頼と権威の関係は，患者と医療者の主従的な「権威と服従」の上下関係ではなく，また，その上下関係を逆転した消費者モデルの関係でもない[6]．それは，<u>患者と医療者が互いを尊重しつつ語り合うという水平的な関係</u>のうちにある．患者は医療者の権威を尊敬し信頼し，医療者は患者の尊敬と信頼に値するように，自らの権威に恥じないように日々の研鑽に努めなければならない．

　しかし，以上のような関係は，医療者と患者の心構えの変容を主張するだけでは実現しえないだろう．医療者が実際に患者と十分な対話ができるような医療体制を整えること，あるいは医療者にすべてを任せるのではなく，医療カウンセラーを病院に配置するなどして，医療者の仕事を分担することなど，制度的あるいは政策的な改革も同時に行っていく必要があるのではないだろうか．

3　私は臓器の総和だろうか

　私があるとは，たとえば，私が必ず両親の子として存在するように，私が他者との意味的関係のうちにあることである．このことは，私と他者の関係だけではなく，私と他のものとの関係においても，同様である．たとえば，ダイヤモンドは「炭素だけから成る鉱物」[7] すなわち単なる石ではなく，最も美しく高価なものとして，美や富の象徴であり，そのような意味を持ったものとして，ダイヤモンドは私と他我に対して意味的関係をなしているのである．すなわち，私は単なる事実のうちに存在しているのではなく，意味に満ちた世界のうちに

---

6)　本書 27 頁の図 5 参照．
7)　広辞苑（第五版）による．

生き，他我や他のものを含めてすべての存在するものを意味のうちに把握しているのである．これを<u>意味的思考</u>と呼ぶことにする．

しかし，他方で，存在するものを単なる事実に分解して捉える考え方がある．それを<u>事実的思考</u>と呼ぶことにする．今度は，水を例にしてみよう．水は顔や手あるいは身体全体をきれいにし，気持ちをすっきりさせるものである．さらには，そこから水は身を清めるもの，禊や洗礼に用いられるような宗教的なものとなる．あるいは，水は生命の源として象徴されたりする．このような意味的把握に対して，水を水素と酸素の化合物であると捉える考え方がある．これは水の存在から意味的側面を排除して，水を事実のレベルに設定し，それを構成している部分から水を捉えているのである．

この考え方には，次のような特徴がある．①<u>意味の欠如化</u>，②<u>個の類化</u>，③<u>部分への分解</u>，④部分の総和としての<u>全体</u>である．①と③は上の例で理解できるだろうが，②と④はそうではないので説明を要するだろう．②の個の類化とは，次のことである．水とは何かを考える際には，隅田川の水であろうが，アルプスの湧き水であろうが，そこに共通する水というものが問題となっている．すなわち，個々の水を類の視点で捉えようとしている．これが個の類化ということである．④の部分の総和としての全体とは，③の部分への分解を支えている考えである．部分を集めれば全体が出来上がるという考えである．だから，存在するものは部分を知れば把握できることになり，③の部分への分解が実施されるのである．

以上のような事実的思考と先の意味的思考のどちらが正しい考え方かは別として，私たちは存在するものの意味的側面にまずは出会い，それの欠如化を通じてようやく存在するものの事実的側面に接触することになるのである．まずは私も他我も事実ではなく意味に満ちた世界のうちに存在しているのであり，それゆえにこそ，私は<u>生きる意味</u>を持っているのである．

さて，以上の考察を踏まえて，この思考の違いが生命倫理学の諸問題とどのように関わるのかを，脳死臓器移植を例にして考えてみよう．

脳死移植賛成論者のすべてがそうであるとは断定できないが，彼らの主張の根底には，おおよそ次のような考えがあるのではないかと考えられる．事故で不幸にも手足を失ったとしても，人間は生きている．胃がんで胃を全部摘出し

ても，人間は生きていける．では，肺や腎臓はどうだろうか．肺や腎臓の機能は機械で代用できる．このように，人間から部分を徐々に取り除いていって，最後に代替不可能で，人間が生きていくうえで不可欠なものは何か．それは脳である．そうであるなら，脳が機能停止したら，その人はもう生きているとは言えないのであり，脳の働きが生死の基準である，という考えである．

　ここでは，誰かと意味的関係を持っている私が考えられていない（意味の欠如化）．そして，私という個人ではなく類としての人間が問題となっている（個の類化）．さらに，人間が臓器という部分へ分解されて，人間は各臓器の総和であると見なされている（部分への分解と総和としての全体）．事実的思考の特徴がすべて見て取れるのである．

　さて，このような事実的思考を背景にすると，たとえば，心臓は血液を体内に循環させるポンプとして理解されることになるだろう．心臓，そして臓器すべてが人体を構成している単なる部品となる．その結果，臓器移植とは単なる部品交換という意味を暗黙のうちに帯びることになる．

　一方で，脳死臓器移植に反対する人たちがいる．ここでも，彼ら／彼女らの主張がすべてそうであるとは言えないだろうが，次のような思いが反対の理由の多くを占めているのではないだろうか．未成年であろうが成人であろうが，自分たちの子供が脳死状態で，すでに死んでいると告げられても，両親は暖かく心臓が拍動している子供を見て，それを素直に受け入れられないだろう．ましてや拍動している心臓を取り出すなどとは思いも及ばないことだろう．

　では，なぜ，そのように両親は思うのだろうか．まず，ここで脳死状態となっているのは，類としての人間，すなわち名前のない人間ではない．家族のぬくもりを響かせる名で呼びかけてきた自分たちの子供である．また，子供の心臓の鼓動は血液ポンプの振動音などでは決してない．それは，両親が抱きかかえあやしたときの喜びや希望の感触なのである．その感触は過去のものとなって消え去ったのではない．私があるとは過去を今に生きる歴史的存在であるのだから，その感触は生き生きと現に感じることができる．そのような意味のうちにある心臓は交換可能な単なる部品ではなく，ましてやそれが拍動している以上，両親にとって子供は未だに死んではいないのである．このことは，夫婦の間でも，恋人同士の間でも，同じであろう．心臓の拍動は血液ポンプの振動

音などではなく，添い寝したときの安らぎの感触であり，ときには熱い思いのなかで解け合った共鳴の感触なのである．

このように考えてくると，すでに第6章の脳死問題の箇所で示唆したように，死とは単に事実を指し示すのではなく，両親と子供，夫と妻，彼氏と彼女など，私と他我との意味関係のうちにあると言えるだろう．意味が欠如化していき，事実の極限に抗いがたくなったとき，私は私の間を横切ってきた親しき人の死をようやく受け入れるのである．そのときがいつなのかは，その人それぞれである．

同じ場面でも，意味的思考と事実的思考とでは，このように全く見え方が違ってくる．事実的な思考をする人は，意味的思考は死を主観化し，事実に即さない非合理な考えで臓器移植に反対している，と批判するかもしれない．しかし，事実的死とは意味を欠如してようやく見えてくる存在の側面である．すでに上で述べたように，私たちはまず意味的側面に出会っており，欠如化という手続きを経て存在の事実的側面にぶち当たるのであるから，どちらの考え方が正しいとか間違っているとかではなく，意味的思考が第一義であり，事実的思考は第二義的なのである．生命倫理学の諸問題を考えるとき，私たちはこのことを忘れないようにすべきである．なぜなら，事実的思考だけでは，私たちは<u>意味ある人生</u>について考察できないからである．事実的思考は最初から意味を考察の範囲外に追放してしまっているのである．

以上の説明では，意味的思考によると脳死臓器移植が不可能になると思われるかもしれないが，そうではないということに注意しておきたい．意味的思考によっても，脳死移植は可能である．たとえば，臓器移植の理由として，愛する人の心臓が誰かのなかで生きていることが心の支えになるからというものがある．あるいは，臓器移植で人を助けてあげたいという願いを，自分は辛いけれども，愛する人が望んだことだから実現してあげたいということもあるだろう．ここでは，臓器は単なる交換可能な部品と見なされているのではないだろう．臓器はあくまでも愛する人の意味ある臓器であり，その意味を他者のうちに生かしたのである．

したがって，ここで主張したかったことは，私は臓器の単なる総和ではなく，他者との関わりを持った全体として意味あるものであり，意味的思考が第一義

であり，生命倫理学の諸問題を考える場合には，特にそれを忘れてはならないということである．

> ### もっと知りたい人のための読書案内
>
> 1. 『現代思想［特集］自己決定権——私とは何か』，青土社，1998 vol. 26-8.
>   ——さまざまな立場の研究者が，自己決定権に関して，それぞれの視点で考察している．自己決定権が持つ問題の広さと深さを，この一冊で知ることができる．
> 2. 立岩真也『弱くある自由へ——自己決定・介護・生死の技術』，青土社，2000年．
>   ——自己決定を「空虚」「緩い」「硬い」という側面に分けて，自己決定の構造を明らかにし，そこから生命倫理学の諸問題を考察したもの．
> 3. 小松美彦『自己決定権は幻想である』，洋泉社，2004年．
>   ——最近，自己決定権があたりまえのように主張されているが，著者はそこに潜むさまざまな問題点を明らかにし，自己決定権を厳しく批判している．
> 4. ハイデガー『存在と時間』，細谷貞雄（訳），ちくま学芸文庫，1994年．
>   ——私があることを，不安，良心，自由，決断，死などの意味的側面から徹底的に分析した哲学書．生命倫理学の諸問題を考えるうえで，「私とは何か」という問題を避けて通ることはできない．哲学的表現は，確かに難しく思えるかもしれないが，慣れてくればそうでもなく，読んで得るところは多いはずである．

第10章　ケアという視点

1　産まれること・育むこと

　この節では，私の存在構造と意味的思考をもとに，子供の誕生という場面を分析し，そこから人工妊娠中絶に関して再考してみよう．

　子供の誕生という場面　男と女が深く愛し合い，彼女は妊娠する．二人の心は深い喜びで満たされ，お腹の子供は大きな希望となる．特に，母親は自分の身を子供と分かち合っているという不思議と喜びで満たされることだろう．二人はお腹の子供のことを気遣って，自分たちの生活態度だけでなく，これまでの生き方さえも改め，お腹の子供に細心の配慮をするだろう．たとえば，お酒を控えるとか，タバコをやめるとか，風邪を引かないようにするとか．あるいは父親は，今の仕事をもっと頑張ろうとか，子供の将来のために安定した仕事に就こうとか，考えるかもしれない．あるいは，子供の名前を考えたり，小学生になったらサッカーをやらせて，将来はサッカー選手にしようとか，子供の将来のさまざまな場面を二人は思い描くだろう．そこには二人の両親の孫に対する思いも横切ってくる．

　このように見てくると，いくつかのことに気がつく．胎児は両親や祖父母たちの存在を横切ることで，彼ら／彼女らとの意味関係のなかに存在している．その意味関係には，二人の出会いから妊娠までのすべてが含まれている．また，二人のそれぞれの両親との繋がりも含まれている．祖父と祖母がいて，二人が愛し合うことで彼／彼女が産まれ，それぞれの祖父母が彼／彼女を愛し育み，

そして彼と彼女が出会い愛し合うことで，今のお腹の子供がいる．この命の繋がりのなかに，お腹の子供は存在している．この命の繋がりは単なる生物的な繋がりだけではない．男女が出会い，愛し合い，愛を育んできたという意味の繋がりである．それゆえ，この意味的繋がりは愛と配慮によって支えられている関係である．この意味的繋がりを欠如化してはじめて，祖父母→彼／彼女→お腹の子供という繋がりが単なるDNAの伝達，すなわち生物的繋がりとして把握されるのである．その逆ではない．

　さらに，この意味関係のなかで，二人は自分たちの性的関係とその結果である子供に対して応答（response）しようとしている．すでに述べたように，応答するとは責任を負うということであり，責任を保持するとは誠実であるということである．すなわち，二人はお互いに対して責任を持ち誠実であろうとし，また同様にお腹の子供に対しても，そうであろうとしている．さらに，「私」は過去と未来を今に生きるという歴史的あり方をしているので，この責任は二人の父や母，そして子供の過去と未来にまでも及ぶのである．

　ところで，以上のような意味的関係は，妊娠したということが分かった時点で生じることであり，それ以前における胎児は一人の人間ではなく，やはり単なる細胞の塊であり，それゆえ，その段階までの細胞の塊に二人の責任は及ばない，という主張も考えられる．しかし，これは，過去は過ぎ去って今はないこと，未来はまだないこと，という時間を切断し意味を欠如化する事実的思考の時間把握に基づいている．「私」の伸張的な歴史的存在からすると，胎児と彼ら／彼女らの意味的関係は，妊娠したと分かった時点を，受精の瞬間，二人の出会い，そして二人の両親へと，すなわち愛と配慮の繋がりへと遡り，その意味的関係を発見するのである．したがって，彼ら／彼女らにとって，お腹の子供は受精の瞬間から一人の人間なのであり，それゆえ，二人の責任と誠実さは受精の瞬間までにも及ぶのである．

　このように，両親や祖父母たちにとって，受精の瞬間から胎児は単なる細胞の塊であるのではない．このことは，次のように構造分析することができるだろう．すなわち，意味的思考には，単なる細胞の塊をあたかも一人の人間として，すでに私たちの意味的繋がりのなかにあると見なすという働きがある，ということである．言い換えれば，この働きは，事実的思考による単なる細胞の

塊という欠如的理解を，すでに一人の人間であるという意味的理解で充実化する作用である．この作用を<u>意味的充実化</u>と呼ぶことにする．そして，この意味的充実化が可能であるのは，私が伸張的に存在しており，受精卵や胎児が一人の人間になる可能性を自らの本質として存在しているからに他ならない．

　次のことを確認しておこう．意味的思考が第一義的であり，事実的思考が第二義的であるのだから，受精卵や胎児は，第一義的に，一人の人間であると言えるのであり，それらが単なる細胞の塊であるというのは，第二義的にのみ主張できることなのである．

　中絶という場面　すでに第3章で人工妊娠中絶に関して考察した．その考察は，主に，胎児は生存権を持つのか，持つとすればいつからなのか，という視点でなされた．ここでは，人工妊娠中絶がなされる場面を意味的思考から考察することにする．そうすることで，中絶をめぐる論争に，あらたな側面が見えてくるのではないだろうか．

　自由な決断による性的交渉を持ち妊娠したが，望まぬ妊娠だったので中絶をした．ここでは何が起きているのだろうか．性的交渉を決断した過去の私と中絶を決断している今の私とが切断されている．これは過去の自分に応答していないことであり，それゆえ，自分に対する責任と誠実さを放棄している．また，過去の私の決断である結果に応答しようとしていないので，お腹の子供に対する責任と誠実さを放棄している．このように過去の自分を切断することは，自分の心を深く傷つける．それゆえ，中絶には心の痛みが伴うのである．たとえそのときは気がつかなくても，心は深く傷ついているのである．なぜなら，私は過去を未来に向かって背負うという仕方でしか存在できないからである．切断したとしても，それは必ず私の存在の奥深くに留まり続け，必ずいつか誠実に背負い返すようにと立ち現れてくるのである．厳しいことだが，私があるとはこのような責任と誠実さのうちにあることなのであり，そこから逃れることはできないのである．

　このような責任の捉え方に対して，次のような批判がなされるかもしれない．しっかりと避妊をしたにもかかわらず妊娠した場合，それは私の自由な決断の結果ではなく，単なる偶然にすぎず，偶然の結果に対して責任を感じ誠実さを

1　産まれること・育むこと

示す必要はない，と．しかし，生きていくなかですべてのことが自分の決断どおりの結果を生むわけではない．そこには何かしらの偶然が必ず含まれている．自分の決断における<u>偶然を引き受ける勇気</u>と，それに意味を与え返して<u>意味あるものとして育み配慮する愛</u>がなければ，意味ある人生を送ることは到底できないと思われる．ましてや，この偶然の結果は単なる細胞の塊ではなく，間違いなく自分の身を分けた子供（身内）として，すなわち意味あるものとして，私の存在をすでに確実に横切っているのだから，偶然ということによって何もなかったかのように，私の存在から切断することはできないのである．

　誕生の場面で明らかになったように，元来，お腹の子供とは愛と配慮の意味的繋がりのなかに存在するのであるから，それに繋がる人々の喜びと希望である．それが希望ではなく，望まれないものとなると，胎児は単なる細胞に転落する．単なる細胞であるから，中絶には問題がないという正当化が生じる．この正当化は，胎児の存在から意味的側面を強引に欠如化することである．しかし，この欠如化は完全に遂行されることはないだろう．なぜなら，胎児はすでに自分の身を分けた意味的存在だからである．実際，胎児を単なる細胞の塊であると見なし，心の痛みを全く感じることさえなく，中絶をすることができるものだろうか．

　さらに，中絶とは私と私の父母との愛と配慮の繋がりを切断するということである．なぜなら，お腹の子供は彼らとの愛と配慮の意味的繋がりのうちに存在するからである．この意味的繋がりを中絶は欠如化しているのである．

　以上の考察から，次のことが見えてくるだろう．中絶とは，私や相手，そして二人の両親たちと胎児とから，彼ら自身の意味と彼ら相互の関係的意味とを限りなく欠如化することである．中絶の場面において働いているのは，意味の欠如化という事実的思考なのである．そして，事実的思考が第二義的であり，意味的思考が第一義的であるとするなら，中絶の決断における事実的思考への傾きを意味的思考へと転化すべく自分も周りも配慮することが必要なのではないだろうか．すなわち，望まない子供を希望へと意味づけ返すということが，私と相手，あるいは私と私の両親との対話のなかで，最後まで試みられるべきだろう．そして，愛と配慮の意味的繋がりのなかで，子供が希望となって産まれることのほうが，将来に多少の困難があるとしても，やはり中絶よりはよい

ことではないだろうか.

　以上の考察に従うと,人工妊娠中絶が不可能になると思われるかもしれないが,そうではない.過去の自分に応じるという責任を常に背負いつくせるほど,私たち全員が強いわけではない.ときには責任を背負いきることが,その人自身の心を破壊しつくしてしまうこともあるだろう.それゆえ,確かに,そのような場合には中絶は認められるだろう.しかし,その前に,私とお腹の子供に繋がる人たちと,どうしたら子供が希望となるのか,周りはどこまで援助できるのか,徹底的に話し合うことが必要である.それは,中絶によって愛と配慮の繋がりを傷つけないためである.それでも,自分にとってどうしても子供が希望にはならない限界点を超えるなら,そのときに限り,その人個人の実存的心に対する愛と配慮から,中絶の自己決定は権利として有効になる,と思われる.

2　死ぬこと・死を看取ること

　死に関してはすでに第7章の安楽死や尊厳死でテーマとなっていたが,そこでは延命措置の中止や自殺幇助が許されるかどうかという,言わば法的な権利問題として死が扱われていた.それに対して,この節では,人が死ぬということを,私の存在構造と意味的思考をもとに再考してみよう.そうすることで,安楽死や尊厳死に関する別の視点が見えてくるかもしれない.考察は,死に関する研究で著名な二人の見解を簡単に紹介することからはじめよう.

　キューブラー・ロスの見解　彼女は末期状態であることを宣告された患者がどのように死と向かい合うのかを丹念に調査し報告している (Kübler-Ross 1969).それによると,末期を告げられた患者はまず「それは自分のことではない」と否認する.一方,医療者側は患者を治療することが仕事であり,周りには治療可能で治療を待っている患者が大勢いるので,どうしても末期患者への配慮は薄れていく.末期患者は死の**否認**と**孤立**のなかにおかれる.続いて,患者は「他の誰でもなく,どうして私なのか」という**怒り**にとらわれる.社会で何の役にも立っていない,それどころか社会の負担になっているだけの,あ

の汚らしい奴でなく,どうして私がこんな病に侵されて死ななければならないのかと,末期患者の怒りは誰彼かまわずにぶつけられる.怒りがおさまると,今度は**取り引き**が始まる.財産をすべて寄付するから,あるいは死後に臓器提供や献体をするから,どうか治してください,それが無理ならせめて娘が結婚するまで生かしてくださいと,神様や仏様あるいは医師と取り引きをしようとする.それでも死が回避できないことが分かると,今度は深い**抑鬱**状態に落ち込む.そして,最後にようやく死を静かに**受容**するようになる.

ロスは以上のように,死の過程に,否認と孤立,怒り,取り引き,抑鬱,受容の五段階があることを指摘し,さらに,必ずしも患者は以上の過程をこの順序で経験するわけではなく,また直線的に段階を踏んでいくわけでもなく,行きつ戻りつしながら,最後には,ほとんどの患者が死を静かに受け入れるようになる,と注意している.

ロスは,人が死ぬということが,多層的な意味のなかにあることを教えてくれる.死ぬこととは,人工呼吸器を外すかどうかという問題以上の意味的に豊かな現象なのである.

ハイデガーの見解 彼は20世紀に活躍した哲学者であり,哲学だけではなく心理学や医学を含めて多方面に多大な影響を与えた人物である.主著『存在と時間』のなかで,彼は「私があること」を徹底的に分析してみせる(Heidegger 1927).そのなかで,彼は「私がある」とは「死に向かってあること(Sein zum Tode)」であり,その死とは生物学的・医学的な事実ではなく,私の究極の可能性であると捉え,死の特徴を分析する.誰でもなく私が私の死を死ぬ.死は私を他者との繋がりから引き離す.私が死ぬのは確実であるが,それがいつなのかは明確ではない.死を超えては生きられない.端的に言えば,死とは,**他人事でない,係累のない,確実な,しかし無規定な,追い越すことのできない可能性**(die eigenste, unbezügliche, gewisse und als solche unbestimmte, unüberholbare Möglichkeit)なのである.そして,死の可能性へと先駆けて,死を覚悟することによって,人は充実した人生を送れるのである,と主張する.ハイデガーは,人生を充実化させるこの働きを,死への先駆的覚悟性(die vorlaufende Entschlossenheit)と呼んでいる.

以上のように，ハイデガーは，死を事実としてではなく可能性として把握することで，人が死ぬということが持つ豊かな意味，特に死が生に対して持つ意味を明らかにしている．

　ロスやハイデガーの分析を踏まえつつ，以下では，死を受容するとはどういうことなのかを，患者と家族に分けて分析し，死の意味的側面を独自に明らかにしてみよう．

　患者が死を受容する場面　末期の宣告は，確かに患者を孤立させる．その理由として，さまざまなことが考えられるだろう．たとえば，死に対する否定的で不安なイメージがある．死は生の敗北であり，死は生に対する絶対的な否定である．あるいは，死は未知なるものとして恐れや不安な心境をかもしだす．私たちは暗黙のうちに死をこのように捉えてしまっていて，死に逝く人の近くに寄ろうとはしないのかもしれない（すべての人がそうだというわけではないだろうが）．

　このように他者が患者を孤立させるのとは違って，末期患者自身が他者を遠ざけて孤独になろうとしていることも考えられる．これは，いくら私に社会的な地位や名声があっても，私の死を他者はどうすることもできないからである．ハイデガー的に言えば，死が他人事ではない可能性であり，誰も私の死を代わって死ぬことはできないからである．したがって，死の可能性は他者を遠ざけ，私を私自身へと徹底的に向かわせるのである．そして，他者を遠ざけることが実際に起きなくとも，この自分自身へと集中しそこに留まろうとする沈静は必然的に起こることであると思われる．なぜなら，自己へと沈静化させる死は私の存在に可能性として組み込まれているからである．サルトルは，死は外から降ってくる偶然であるというようなことを述べている（Sartre 1943）が，本書はそのような立場を取らない．

　自己に沈静することで，患者の前には一体何が見えてくるのだろうか．本書の考えからすれば，私があるとは未来と過去に伸張しつつあることである．しかし，末期患者にとって未来への伸張はほとんど断たれていて，それとは対照的に，はるか遠い過去への伸張が存在するだけである．未来が断たれているこ

とによって，今までの過去が全体となって私に押し寄せてくる．そして，私は私の全過去を前にして，これまでの自分の人生を見つめ返すのである．自分の人生とは何であったのか，と．

　ほとんどの人は，そこで負い目を感じるのではないだろうか．それは，未来と過去に関わる負い目である．前者は，やらなければいけないことをやり遂げることが不可能になったという負い目である．後者の負い目に関しては，説明が必要である．本書の考えからすると，私とはその都度その都度の決断の総体である．決断は選ぶということであり，そこには必ず選ばれなかったもう一人の私がいる．確かに，殺人などのように，決して選択してはいけないこともあるが，そういうものは除外すると，多くの場合，選ばれなかった私は端的に生きるに値しなかったものではない．ただ，そのときには生きるに値しなかったか，あるいは，そのときには生きるわけにはいかなかっただけである．私の過去には選ばれなかった私の総体が，私のもう一つの可能性だったものとして，死を前にした私に未済や負債として迫ってくるのである．たとえば，規則を遵守することだけが正しいと信じて生きてきた人は，ときには規則を破ってでも人の悲しみや弱さを思いやることをしてこなかったという未済，あるいはそのような生き方を認めてこなかったという負債がある．厳しい例になるが，中絶を決断した人は，中絶をしなかった場合の自分と中絶した子供に対する負債がある．

　中絶に端的に見られるように，負い目は自分自身に対する未済や負債だけではなく，他者に対する負い目もある．未来に関しては，会社の重要なプロジェクトを完成できない，あるいは家族を支えていけなくなるなど，自分を取り巻く多くの人たちに対して済まないという思いが湧き上がる．未来における他者に対して未済を抱える負い目である．さらには，あのとき彼／彼女に対してこうすればよかったという過去における他者への負い目がある．全く後悔のない人生はないであろう．さらに，「あのときこうしておけば」というように，意識化できる負い目ばかりではないだろう．本書の考えからすれば，私の存在は他者によって媒介されているのだから，私の行為は必ず他我の人生を横切っている．それゆえ，無意識のうちに私は他者に対して未済や負債を負っているのである．私の知らないところで，私の決断と行為は他者の人生を横切って，何

かしらの影響を与えてきたのである．そのようにしか，私は生きられないのである．これが，もしかするとキリスト教が教える原罪（生まれながらの罪性）ということなのかもしれない．

　末期患者のなかには，人生全体の負い目を抱えて，わずかでもそれを清算しようと努める人たちがいる．未済や負債を掛けた人たちを最後の力を振り絞って探し出し，謝罪しようと試みる．あるいは，自らの負い目を誰かに話すことで，荷を軽くすることもある．しかし，負い目を完全に清算するには，末期患者に残された未来はあまりにも短すぎるだろう．これは，清算不可能な負い目である．清算不可能な負い目を前にして，その重さに自分自身で耐え抜ける人はほとんどいないだろう．深い憂鬱が彼ら／彼女らを襲う．そこからどのようにして，静かに死を受容することができるのだろうか．

　多くの未済や負債を負いながらも，どうして私はこれまで生きてこられたのだろうか．残された時間はあとわずかであり，そこにさらなる未済を抱えざるを得ないのに，どうして家族や周りの人たちは私を気遣ってくれるのだろうか．もう私は用済みではないのだろうか．このように問い返してみるとき，新たな局面が開けてくる．負い目を負っていても生きてこられたのは，私がそのように生きることを許されてきたからである．家族や周りの人たちが，私の存在そのものを今までずっと受け入れてきてくれたからである．そして，死を迎えるだけで，それ以外もう何もできない私を，家族は最後までそのまま受け入れようとしているのである．それに気づくとき，自己への集中的沈静は負い目の抑鬱から解放されて，自分自身の過去も未来もそのまま受け入れられる地平が開けてくるのである．私がこのように生きてこられたことは「有り難いこと」であることが分かるとき，全人生の負い目を清算しようとする気負いはなくなり，何もしなくてもこのままでいいのだという心境が起こってくる．すなわち，私がただあるだけで，それだけで自分自身や家族にとって十分に意味あることなのである．こうして，もうすぐ迎える死をそのまま静かに受け入れることが可能になるのである．これまでの人生を全肯定することによって，死は静かに受容されるものとなるのではないだろうか．

家族が死を受容する場面　家族はどのようにして身内（患者）の死を受容す

るのであろうか．家族は患者をどんなことをしても治そうと必死になる．あらゆる医療機関に相談に行ったり，新薬を試そうとしたり，ときには奇跡を祈ったりすることだろう．しかし，それらが無駄であること，患者の死が確実であることを理解するときがくる．そのとき家族の前に見えてくることは一体何なのだろうか．

　患者が自らの過去すべてを目の前にするように，家族も患者と過ごしたすべての過去と対峙することになる．楽しかったこと，悲しかったこと，辛かったこと，秘密にしていることなどが，ありありとよみがえってくる．幸福と感謝と後悔などの感情がかわるがわる，あるいは入り混じって，押し寄せてくる．そのなかでも，後悔の念は重くのしかかってくる．あのとき，ああしてあげればよかった，あんなことをすべきでなかった，という負い目はまさに済まないことであり，もはや清算不可能なことだからである．しかし，そのような未済や負債を患者に掛けながらも，ここまで幸せに共に生きてこられたことは，患者がありのままの自分を受け入れてきてくれたからである．そのことに気づくとき，共に生きてこられたことの「有り難さ」すなわち感謝の心境が心を満たす瞬間がある．互いが感謝に満たされて，ただただそこに共にいること，その凝縮された瞬間に，家族も患者も死を静かに受け入れる可能性が開けてくるのではないだろうか．

　しかし，家族と患者とでは決定的な違いがある．それは，患者の未来は断たれているが，家族はそうではないということである．家族には患者のいない未来がある．患者がこの世を永遠に去ってしまったことは，どうすることもできない歴然とした事実である．事実的思考からすれば，患者は間違いなく死んだのである．しかし，意味的思考からすれば，そうではない．患者は不在という在り方で，家族の心のなかに生きている．そればかりではなく，その人が意味的関係を繋いだところ，たとえば家のなかや散歩した公園，さらには大好きだった犬の仕草などにも，その人は生きているのである．「ただいま」という声がして迎えに出ても，そこには誰もいない．一緒に横にいてテレビを見ていると思って声を掛けてしまうが，返事は返ってこない．不在の存在は，その人が意味的関係を繋いでいた場と家族とを深い寂しさで包み込んでしまうのである．不在はむしろその人をありありと感じさせるのである．

不在の寂しさのなかで，後悔の念がまた湧き上がってくる．あんなに苦しむのだったら，早く楽にしてあげればよかった．いや，本人は最後まで頑張るつもりだったのではないだろうか．無理してでも，本当は家で死にたかったのではないだろうか．こんなに早く逝ってしまうのだったら，あのとき大好きなお酒を飲ませてあげればよかった．大好きなタマ（猫）に会わせてあげればよかった．いろいろな思いが浮かんでは後悔し，ごめんね，とつぶやいてしまう．
　家族にとって，あるいは愛する人にとって，死者は過去のままに留まっているだけではない．不在の存在ではなく，あたかも生きているかのように，死者が語りかけてくるときがある．何かで深く悩んでいるとき，ふと彼／彼女の「大丈夫だよ」という声が聞こえたように思えたりする．あるいは，私たちは，こんなとき，彼／彼女ならどうするだろうか，と積極的に死者と語り合うこともする．事実的思考からすれば，それは幻聴なのかもしれない．あるいは自分の心のなかの自分の思いがそう聞こえただけなのかもしれない．オカルトや超常現象的なことを主張するつもりは全くないが，意味的思考からすれば，このような死者との語り合いは科学的な事実ではないとしても，愛する人を失った家族にとっては意味のないことではなく，まさに<u>意味ある真実</u>なのである，と言えるのではないだろうか．そして，その語り合いのなかで，寂しさは耐えうるものとなるのではないだろうか．

　末期患者と家族のすべてが，このような死の過程と受容を必ず経るとは，確かに言えないだろう．末期といってもさまざまな病状があるだろうし，考え方や感じ方も人それぞれのところが確かにあるからである．しかし，少なくとも以上の分析で，死をめぐる意味の多様な側面のいくつかを提示できたのではないだろうか．すなわち，それは，<u>死には負い目と許しと感謝という意味的な層がある</u>ということである．
　さらに，死の多様な意味層を視野にいれるとき，死が決して私だけのことではなく，私と家族との間にあることが理解できる．そうであるなら，延命措置の中止や自殺幇助という安楽死や終末医療の問題に関しては，事実的思考をまずは排除して，意味的な考察と対応がなされるべきである．家族と患者が死の多様な意味層のなかに留まり続け，徹底的に語り合うことが是非とも必要で

ある．その語り合いのなかで，死の受容の事実的な仕方が最後に決定されることが望ましい．徹底的に語り合っても，それでもお互いに納得できない限界点を超えてはじめて，排他的な自己決定が権利として有効になるのである．そして，徹底的な話し合いがあることによって，納得できないが話し合いの末に最終的に本人が決めたことだから認めるという家族の同意が，そこに成立していることが大切であろう．そのためにも，日ごろから，家族で死や生に関して語り合うことが必要である，と思われる．

3　受け入れて気遣うこと

　生命倫理学における諸問題を第Ⅱ部で考察したが，そこでは，どのような原則が妥当するか，法的な権利はあるかどうか，という視点で論じられることが多かった．また，諸問題の対象である受精卵・胎児・患者・脳死状態・末期患者などは，主に医学的な視点で把握されていた．すなわち，第Ⅱ部の考察を全体的に支えていたのは，事実的な考え方である．それに対して，第Ⅲ部では，それらの対象を意味的思考で考察してきた．そこで見えてきたことは，対象にどの原則が適応できるのか，対象は生存権を持っているのか，というようなことに先立って，むしろ対象を配慮したり，気遣ったりするということの大切さである．配慮することも気遣うことも，ともに英語では「ケアをする」ということである．したがって，ケアこそが生命倫理学の根底を支えるものであると思われるので，上の考察を踏まえて「ケアとは何か」を，次に明らかにしてみよう．

　　患者を意味ある個人として捉える　ケアにおいて大切なのは，事実的な考え方ではなく，意味的な考え方である．すでに述べたが，重要な観点なので，あらためて確認しよう．事実的思考の特徴は，①意味の欠如化，②個の類化，③部分への分解，④部分の総和としての全体，の四点である．すなわち，事実的思考は患者を次のように捉える．患者が持っている自分自身と他者への意味的関係から患者を引き離し（意味の欠如化），患者を医学書にのっている人間の標本と見なし（個の類化），体温・脈拍・血圧などのデータの総和が患者であ

ると見なす（部分への分解と総和としての全体）．このように患者を事実的に捉えることは，疾病を治療するときには欠かせないことである．

　では，意味的な考え方は，患者をどのように把握するのか．医学の教科書に出てくる人間の標本としてではなく，あくまでも<u>意味ある個人</u>として患者を捉える．患者を医療検査データの総和ではなく，あるいは臓器の総和ではなく，<u>それ自身で一なる全体</u>として捉えるのである．前者は事実的思考の特徴①②の否定であり，後者は特徴③④の否定である．ちなみに，それ自身で一なる全体としてその人を捉えることが，その人を人格として捉えるということであり，それゆえ，人格を自己意識として捉える考え方は，はじめから人格の現象を狭く捉えすぎている．

　患者を意味ある個人として配慮することの具体的な例をあげてみよう．風邪かもしれないと訴えて来院してきた患者がいる．熱を測ってみると 37.8 度あった．診断は風邪であり，熱が高めなので，無理をせずに会社を休むように指示をする．確かに，教科書的には人間の体温の平均よりも高いのは事実であるが，患者にとっては重要な会議を休むほどの熱ではない．つまり，体温計の示す熱（事実）が高いかどうかは，患者と会社の意味的関係のなかで決定されるのである．たとえば，これまで同僚たちと苦労して練り上げてきたプロジェクトを会議に通すことが患者の生きがい（意味）なのかもしれないし，あるいは，患者が会社を休めないのは愛する家族を養うため（家族との意味関係）なのかもしれないのである．患者をこのような意味の背景全体から把握するのが，意味的思考であり，ケアの考え方である．

　さて，上の患者をそのような意味的背景全体から把握すると，おのずと治療の仕方が変わってくるだろう．眠くなるが効き目の早い薬を投与しようと思っていたとしたら，会議に差し障りのないように眠くならない薬を投与することになるかもしれない．ここで，医療者は単に患者の<u>部分的症状</u>である風邪を治療（キュア）しているだけではなく，患者をその<u>全体的意味</u>において気遣った，すなわちケアをしたのである．これが，医療の捉え方の変化としてよく言われる，**キュアからケアへ**ということであろう．

　上の例から，事実的思考と意味的思考の関係が見えてくる．意味的思考が第一に大切であるからといって，事実的思考が全く不必要ということではない．

むしろ，医療者は人間に関する事実的知識と理解とを十分に修得していなければならない．そうでなければ，そもそも疾病の治療はできないからである．しかし，治療は患者の全体的意味関係に位置づけられなければならない．なぜなら，疾病の治療は患者のケアによってこそ十分な効果と有効性を持つからである．すなわち，事実的思考は，どのような治療を実施するのか，という治療の方向性を意味的思考によって得るのである．事実的思考と意味的思考は相互に補完する関係にある，と言えるだろう．

　ところで，先に意味的思考を説明する際に，事実的思考の四つの特徴を否定することでそれがなされた．これは重要なことを示している．私たちは日常的には意味的に考えているにもかかわらず，何か重要な問題を考えなければならなくなると，意味的思考から離れてしまい，問題を事実的に考える傾向がある．意味的思考があまりにも私たちの日常的な考え方や捉え方に深く浸透しているがゆえに，日常を破る問題が起こると，それが容易に飛び越えられてしまうのである．そうであるなら，医療や生命倫理学における問題領域において，私たちは事実的な考え方をしてしまう構造的な傾向を持つのであり，それゆえ，事実的な考え方だけに落ち込まないように，常にそれの否定を介して，意味的に問題を考え返すように注意をすることが必要である．

　患者を受け入れ気遣うこと　そもそも，普段，私たちは事実化すなわち意味の欠如化を不断に否定するという仕方で，意味的に対象を把握しているのである．たとえば，「胚は単なる細胞の塊である」という事実的な捉え方を，私たちは普段はしないのであり，むしろすでに家族の一員として，完全な一人の人間としてそれを受け入れ気遣っているのである．私たちは，脳の機能停止状態の患者も，障害のある人も，一人の人間として受け入れ気遣っている．植物状態で意識がない人に対しても，私たちの声があたかも聞こえているかのように普通に声を掛け，応えなき対話をしつつ，身の回りの世話をするだろう．医学的すなわち事実的に見れば，彼ら／彼女らは確かに不治の疾病や障害という事実的な欠如状態にあるが，それを意味的な欠如として把握するのではなく，<u>事実的欠如を意味で充実化している</u>．すなわち，彼らを差別せず，同じ人間としてそのまま受け入れようとするのである．否，いつの間にか充実化して受け入

れてしまっているのである．この意味の充実化作用はいつもすでに完遂されてしまっているという完了態である．分かりやすく言えば，この意味の充実化作用はあまりにも知らず知らずのうちに不断に行われているがゆえに，私たちはそれを見過ごしているだけなのである．それゆえ，日常的な対象の受け取り方から脱落しているがゆえに目立つ事実的思考のほうが，むしろ第一義的な考え方であると評価されてしまうのである．しかし，真実は逆であり，意味的思考こそが第一義である．

　意味的思考が対象を志向する仕方である意味的充実化は，上で見たように，どのような欠如態であろうとも，そのまま受け入れ気遣うことである．いま言われた「どのような欠如態でも」という点を少し補足しよう．たとえその欠如態がその人の自己決定によって生じたことであっても，私たちはそれを受け入れ気遣うのである．自己決定権を排他的で絶対のものであると見なすなら，その人が自分で決断し，それによって生じた結果はその人の責任であり，その人自身が背負うものである，と考えられてしまう．簡単に言えば，自業自得の自己責任という考え方である．確かに，そういう考え方が成り立つ場面もあるだろうが，大抵の場合，私たちは自業自得であっても，困っている人を見たら助けようとするものである．すなわち，自己決定権は問題を解決するためのやむを得ない最終的な方法であって，それよりも他者の苦しみに共振するということのほうが，自己決定権という考えよりも先に，私たちの心のなかにあるのである．それゆえ，私があるとは，<u>他我に対して共振的にある</u>ということなのである．

　このように見てくると，どのような欠如態であろうとも，そのまま受け入れ気遣うことは，勇気と愛の働き以外の何ものでもないだろう．そして，それが常に知らずに行われているのだから，私たちは本質的に勇気と愛を持ち合わせている者なのである．<u>勇気と愛は私たちの本質である</u>．ここにこそ，人間の最も根底的な尊厳が根付いている．したがって，ケアとは患者を受け入れ気遣う愛そのものであり，それを忘却し，人間を単に事実的に把握し処置しようとすることは，人間の尊厳を根底的に侵す行為なのである．

スピリチュアル・ケアと医療人間学　第Ⅱ部で扱った生命倫理学上の諸問題

は，日常的なレベルのものではなく，かなり非日常的なケースである．それゆえ，問題や問題となっている対象を事実的に捉えてしまう自然的な傾向がそこでは生じる．したがって，そこではかなり意識的に意味的充実化作用を遂行する必要がある．すなわち，意識的に勇気と愛を持って，対象をそのまま受け入れ，どのように気遣うことが，その人をケアすることになるのかを，悩み貫くことが大切である．

では，受け入れ気遣うケアは，一体患者の何を受け入れ気遣うのか．すでに，患者を意味ある個人として捉えることの必要性が言われた．患者を意味の関係において把握することが必要である．それは，家族や会社や友人などとの意味関係の全体から患者を理解することである．しかし，患者の持つその意味はどこから来るのだろうか．

その人がその人である意味のすべてが生じてくるところは，その人の心底からである．心底とはその人のこれまでの人生が集積されているところである．友達や家族との楽しかった思い出，裏切られた心の傷，裏切った後悔の念，人を恋する喜び，嫉妬の苦しさ，何かを成し遂げた達成感などが，過ぎ去ることなくありありと積み重なっているところである．その心底から，その人の全存在に関わる意味が湧き出てくるのである．簡単に言えば，それはその人の生きる意味の基底をなしているのである．それは完全に固定化したものではなく，経験と共に変容する可能性も有している．また，心底はあまりにも深いために，本人自身も明確にそれに気がついていないことがある．さらに，私の心底と他我の心底とは切り立った山頂と山頂であり，間には容易には跳び越せない深淵がある．このような心底から生じる意味のうちに疾病や障害は存在し，その人にとっての固有の意味を有するのである．

スピリチュアルあるいはスピリチュアリティに関してはさまざまな捉え方があるが，そこに共通して考えられているのは，心の深い次元ということであろう．そうであるなら，上で述べた心底とはスピリチュアルなところであり，スピリチュアル・ケアとはそのような心底を受け入れ気遣うことであるだろう．スピリチュアルな心底を受け入れるに際しては，次のような注意が必要であると思われる．

理解し尽くせると思い込まないこと．
自分の意味尺度すなわち自分の人生観を無理やり当てはめないこと．
理解することも大切だがむしろ心底と心底とを共振させること．
共振して患者のそばにあり続けること．
共振ができないときは，無理をせずに誰かに交代してもらうこと．
共振があまりにも強すぎるときは，無理をせずに誰かに交代してもらうこと．

　人の心の奥底が理解し尽くせると思い込んだり，自分の人生観が絶対に正しいと思うのは，傲慢というものであろう．たとえば，末期の患者さんは家で死ぬことを望むから，何とかして家に帰してあげるべきだ，ということがよく言われるが，これがすべての患者に当てはまると思ってはならないだろう．さらに，最後の最後まであきらめずに治療に専念することで，最後まで充実した人生を全うできたという尊厳のある死が迎えられる，という考えもすべての患者に当てはまることではないだろう．あるいは，苦痛を緩和して厳かに死ぬことを誰もが望んでいるとは限らないだろう．苦痛にも意味があるという人生観もありうることを忘れてはならないと思う．
　患者の苦しみをその意味背景から理解することは大切なことであるが，理解することがそのままケアすることにはならない．苦しみを癒すには，苦しんでいる心の深みに共振することが必要である．手を握ってじっと窓の外を眺めていることのほうが，理解しようと質問攻めにすることよりもはるかに大切なことである．あるいは，患者が語り続ける人生の物語にじっと耳を傾けることのほうが，大切なことである．その共振のなかから，どのように患者を気遣うことが，その人を受け入れ愛することなのかを徹底的に悩むことが大切である．そこには決まった答えはないのだから，患者と共に苦しみ，患者を見捨てず，最後まで共に寄り添うことである．そして，誰に対しても共振することは不可能であるのだから，共振ができないときは無理をせずに誰かに交代してもらうことが，ケアをする側にとってもされる側にとっても，大切なことである．
　スピリチュアル・ケアが以上のような心底への共振であるなら，ケアをする人自身に，共振ができるだけの深い人生経験と感受性が必要である．しかも，それをある程度客観化して冷静に捉えられていなければならない．なぜなら，

そのような客観視がないと，患者と共振することのなかで，その共振に押しつぶされてしまうことになりかねないからである．共振は互いの心底を激しく動揺させることもありうる．それゆえ，ケアをする側は自分なりの人生観を意識的にしっかりと培っておく必要があり，同時に，共振のなかでそれが変容することに耐えうるだけの勇気を備えた強い人格を形成しておかなければならない．さらに，一人の人間の人生経験には限界があるのであるから，広い人間理解を得るために，心理学・文学・哲学・宗教に渡るさまざまな人間理解を学ぶことが必要である．すなわち，ケアをする医療者の教育には，医療の事実的知識だけではなく，広くて深い人間理解を養う教育が是非とも必要なのである．そのような知識を身に付けさせる**医療人間学**（medical humanities）は，医学教育には欠かせないことであり，生命倫理学の教育にも必要なことである．

ケアに関して医療者と患者を例に以上で説明してきたことは，何も医療者だけに必要な考え方ではない．ケアという視点は，生命倫理学の諸問題を考察するためにも，重要なポイントである．問題と問題の対象とを意味あるものとして考察すること，そうでなければ私たちは意味ある考察をしたことにならないのである．本書が最終的に述べたかったのは，まさにこのことなのである．

▶ もっと知りたい人のための読書案内

1. キューブラー・ロス『死ぬ瞬間——死とその過程について』，鈴木晶（訳），読売新聞社，1998年．
   ——著者は，死の受容に関する研究の草分け的な存在であり，その第一人者であり続けた．本書は，患者が死を受容していく過程を単に理論的に分析するのではなく，具体的な例をあげながら，リアルで詳細な意味ある検討を行っている．人間はみな死すべき者なのだから，医療を志す人たちばかりではなく，すべての人に読むことを薦めたい．
2. 湯浅泰雄（監修）『スピリチュアリティの現在——宗教・倫理・心理の視点』，人文書院，2003年．
   ——さまざまな分野の研究者が，スピリチュアリティとは何か，という問題

に取り組んだもの．スピリチュアリティが持つ多層性と奥の深さを知ることができる．
3. 谷山洋三・伊藤高章・窪寺俊之『スピリチュアルケアを語る』，関西学院大学キリスト教と文化研究センター（編），関西学院大学出版会，2004年．
　——スピリチュアル・ケアの臨床経験のある仏教の研究者とキリスト教の研究者の講演記録である．スピリチュアル・ケアに対する宗教的視点の違いや類似点，および臨床現場について理解を深めることができる．
4. 近藤均（編著）『医療人間学のトリニティー』，太陽出版，2005年．
　——文学作品を題材に，生命倫理学の諸問題を，それらの問題が生じてくるリアルな場面から把握し検討した力作である．近現代作家の32作品が収録されている．それらを読むことで，生命倫理学の諸問題が持つ人間的な根の深さを追体験できる．

参照文献一覧

外国語文献

1. Baumanns, P., 2004, *Kant und die Bioethik*, Königshausen & Neumann.
2. Braun, K., 2000, *Menschenwürde und Biomedizin*, Campus Verlag.
3. Cahill, L. S., 2005, *Theological Bioethics*, Georgetown U. P.
4. Cole-Turner, R., 2003, Religion Meets Research, in Waters, B. / Cole-Turner, R. (eds.), 2003, *God and the Embryo*, 7–18, Georgetown U. P.
5. Downie, R. S. / Macnaughton, J., 2007, *Bioethics and the Humanities*, Routledge-Cavendish.
6. Eberl, J. T., 2006, *Thomistic Principles and Bioethics*, Routledge.
7. Engelhardt, H. T., Jr., 2000, *The Foundations of Christian Bioethics*, Swets & Zeitlinger Publishers.
8. Fletcher, J., 1954, *Morals and Medicine*, Princeton U. P.
9. Gerhardt, V., 2004, *Die angeborene Würde des Menschen*, Parerga Verlag.
10. Grodin, M. A., 1995, The Historical and Philosophical Roots of Bioethics, in *Meta Medical Ethics*, edited by Michael A. Grodin, 1995, Kluwer Academic Publishers.
11. Guinn, D. E. (ed.), 2006, *Handbook of Bioethics and Religion*, Oxford U. P.
12. Höffe, O. / Honnefelder, L. / Isensee, J. / Kirchhof, P., 2002, *Gentechnik und Menschenwürde*, DuMont Literatur und Kunst Verlag.
13. Jecker, N. S. / Jonsen, A. R. / Pearlman, R. A., 2007, *Bioethics: An Introduction to the History, Methods, and Practice*, Jones and Bartlett Publishers.
14. Jonsen, A. R., 1998, *The Birth of Bioethics*, Oxford U. P.
15. Jonsen, A. R., 2006, A History of Religion and Bioethics, in Guinn, D. E (ed.), 2006, *Handbook of Bioethics and Religion*, 23–36, Oxford U. P.
16. Kass, L. R., 2002, *Human Cloning and Human Dignity*, The Report of the Pre-

sident's Council on Bioethics, PublicAffairs.
17. Knoepffler, N., 2004, *Menschenwürde in der Bioethik*, Springer-Verlag.
18. Korff, W. / Beck, L. / Mikat, P. (Hrsg.), 1998, *Lexikon der Bioethik*, 3 Bde., Gütersloher Verlagshaus.
19. Peppin, J. F. / Cherry, M. J. / Iltis, A. (eds.), 2004, *Religious Perspectives in Bioethics*, Taylor & Francis.
20. Ramsey, P., 1970, *The Patient As Person*, Yale U. P.
21. Reich, W. T. (ed.), 1995, *The Encyclopedia of Bioethics*, Revised Edition, 5 vols., Macmillan.
22. Schramme, T., 2003, *Psychische Krankheit aus philosophischer Sicht*, Psychosozial-Verlag.
23. Shuster, E., 2003, Human Cloning: Category, Dignity, and the Role of Bioethics, *Bioethics*, Volume 17 Numbers 5-6, 517-525, Blackwell Publishing.
24. Walter, J. J. / Shannon, T. A., 2005, *Contemporary Issues in Bioethics*, Rowman & Littlefield Publishers.
25. Waters, B. / Cole-Turner, R. (eds.), 2003, *God and the Embryo*, Georgetown U. P.

邦訳文献

26. Augustinus, *De Moribus Ecclesiae Catholicae Liber*, Migne's Patrologia Latina, Vol. 32, p. 1309-1378.『カトリック教会の道徳』熊谷賢二訳, 創文社, 1963.
27. Beauchamp, T. L. / Childress, J. F., 1989, *Principles of Biomedical Ethics*, 3rd Edition, Oxford U. P.『生命医学倫理』永安幸正・立木教夫監訳, 成文堂, 1997.
28. Beauchamp, T. L. 1999.『生命医学倫理のフロンティア』立木教夫・永安幸正監訳, 行人社, 1999.
29. Carson, R., 1962, *Silent Spring*, Houghton Mifflin.『沈黙の春』青樹簗一訳, 新潮文庫, 1974.
30. Colborn, T., 1996, *Our Stolen Future*, Dutton.『奪われし未来』(増補改訂版) 長尾力・堀千恵子訳, 翔泳社, 2001.
31. Curia Romana (Congregation for the Doctrine of the Faith), 1987, *Instruction on Respect for Human Life in its Origin and on the Dignity of Procrea-*

tion Replies to Certain Questions of the Day. 『生命のはじまりに関する教書』, ホアン・マシア・馬場真光訳, カトリック中央協議会, 1987.

32. Curia Romana (Pontifical Council for the Laity), 1998, *The Dignity of Older People and Their Mission in the Church and in the World*. 『高齢者の尊厳と使命』吉向キエ訳, カトリック中央協議会, 1999.

33. Curia Romana (International Theological Commission), 2004, *Communion and Stewardship: Human Persons Created in the Image of God*. 『人間の尊厳と科学技術』岩本潤一訳, カトリック中央協議会, 2006.

34. Deutscher Bundestag Referat Öffentlichkeit (Hrsg.), 2002, *Enquete-Kommission. Recht und Ethik der modernen Medizin. Schlussbericht.* ドイツ連邦議会審議会答申『人間の尊厳と遺伝子情報──現代医療の法と倫理(上)』松田純監訳, 知泉書館, 2004.

35. Deutscher Bundestag Referat Öffentlichkeit (Hrsg.), 2002, *Enquete-Kommission. Recht und Ethik der modernen Medizin. Schlussbericht.* ドイツ連邦議会審議会答申『受精卵診断と生命政策の合意形成──現代医療の法と倫理(下)』松田純監訳, 知泉書館, 2006.

36. Dolan, J. A., 1973, *Nursing in Society: A historical perspective*, W. B. Saunders Company. 『看護・医療の歴史』小野泰博・内尾貞子訳, 誠信書房, 1978.

37. Engelhardt, H. T., Jr., 1982, Medicine and the Concept of Person, in Tom L. Beauchamp & LeRoy Walters (eds.), *Contemporary Issues in Bioethics*. 「医学における人格の概念」久保田顕二訳, Engelhardt 1988 所収.

38. Engelhardt, H. T., Jr., 1986, *The Foundations of Bioethics*, Oxford U. P. 『バイオエシックスの基礎づけ』加藤尚武・飯田亘之監訳, 朝日出版社, 1989.

39. Engelhardt, H. T., Jr., 1988, Keyserlingk, E. W. and others. 『バイオエシックスの基礎』加藤尚武・飯田亘之編, 東海大学出版会, 1988.

40. Faden, R.R. / Beauchamp, T. L., 1986, *A History and Theory of Informed Consent*, Oxford U. P. 『インフォームド・コンセント』酒井忠昭・秦洋一訳, みすず書房, 1994.

41. Feinberg, J., 1980, Abortion, in Tom L. Regan (ed.), *Matters of Life and Death*, Random House. 「人格性の規準」谷口佳津宏・佐々木能章訳, Engelhardt 1988 所収.

42. Fletcher, J., 1973, Ethics and Euthanasia, in R. H. Williams (ed.), *To Live*

and To Die. 「倫理学と安楽死」菊池恵善訳, Engelhardt 1988 所収.

43. Fukuyama, F., 2002, *Our Posthuman Future: Consequences of the Biotechnology Revolution*, Farrar, Straus & Giroux.『人間の終わり――バイオテクノロジーはなぜ危険か』鈴木淑美訳, ダイヤモンド社, 2002.

44. Gosden, R., 1999, *Designer Babies: The Brave New World of Reproductive Technology*, Victor Gollancz.『デザイナー・ベビー――生殖技術はどこまで行くのか』堤理華訳, 原書房, 2002.

45. Habermas, J., 2001, *Die Zukunft der Menschlichen Natur*, Suhrkamp Verlag.『人間の将来とバイオエシックス』三島憲一訳, 法政大学出版局, 2004.

46. Hamer, D. / Copeland, P., 1998, *Living With Our Genes*, Doubleday.『遺伝子があなたをそうさせる』吉田利子訳, 草思社, 2002.

47. Heidegger, M., 1927, *Sein und Zeit*, in Gesamtausgabe, Bd. 2, Vittorio Klostermann.『存在と時間』細谷貞雄訳, ちくま学芸文庫, 1994.

48. Heinberg, R., 1999, *Cloning the Buddha: The Moral Impact of Biotechnology*, Quest Books.『神を忘れたクローン技術の時代』橋本須美子訳, 原書房, 2001.

49. Hope, T., 2004, *Medical Ethics*, Oxford U. P.『医療倫理』児玉聡・赤林朗訳, 岩波書店, 2007.

50. John Paul Ⅱ, 1995, *Evangelium Vitae*, Curia Romana.『いのちの福音』裏辻洋二訳, カトリック中央協議会, 1996.

51. Jonas, H., 1979, *Das Prinzip Verantwortung*, Insel.『責任という原理』加藤尚武監訳, 東信堂, 2000.

52. Jonas, H., 1981, *Macht oder Ohnmacht der Subjektivität?*, Insel.『主観性の復権』宇佐美公生・滝口清栄共訳, 東信堂, 2000.

53. Jonas, H., 1993, *Philosophie: Rückschau und Vorschau am Ende des Jahrhunderts*, Suhrkamp Verlag.『哲学・世紀末における回顧と展望』尾形敬次訳, 東信堂, 1996.

54. Jones, S. R., 2000, *Ethics in Midwifery*, 2nd Edition, Harcourt.『母と子の生命倫理』久米美代子・朝日讓治監訳, EDIXi 出版部, 2006.

55. Jonsen, A. R. / Siegler, M. / Winslade, W. J., 1992, *Clinical Ethics*, Third Edition, McGraw-Hill, Inc.『臨床倫理学』赤林朗・大井玄監訳, 新興医学出版社, 1997.

56. Kass, L. R., 2002, *Life, Liberty and the Defense of Dignity: The Challenge*

for Bioethics, Encounter Books.『生命操作は人を幸せにするのか——蝕まれる人間の未来』堤理華訳，日本教文社，2005．

57. Kass, L. R. / Safire, W., 2003, *Beyond Therapy: Biotechnology and the Pursuit of Happiness, A Report of the President's Council on Bioethics*, Dana Press.『治療を超えて——バイオテクノロジーと幸福の追求・大統領生命倫理評議会報告書』倉持武監訳，青木書店，2005．
58. Kübler-Ross, E., 1969, *On Death and Dying*, Macmillan.『死ぬ瞬間』鈴木晶訳，読売新聞社，1998．
59. Kuhse, H., 1987, *The Sanctity-of-Life Doctrine in Medicine—A Critique*, Clarendon P.『生命の神聖性説批判』飯田亘之・石川悦久・小野谷加奈恵・片桐茂博・水野俊誠訳，東信堂，2006．
60. LaFleur, W. R., 1992, *Liquid Life: Abortion and Buddhism in Japan*, Princeton U. P.『水子〈中絶〉をめぐる日本文化の底流』森下直貴・遠藤幸英・清水邦彦・塚原久美訳，青木書店，2006．
61. Leopold, A., 1949, *A Sand County Almanac*, Oxford U. P.『野生のうたが聞こえる』新島義昭訳，講談社学術文庫，1997．
62. McKibben, B., 2003, *Enough: Staying Human in an Engineered Age*, Times Books.『人間の終焉——テクノロジーは，もう十分だ』山下篤子訳，河出書房新社，2005．
63. Moore, D. S., 2003, *The Dependent Gene: The Fallacy of "Nature vs. Nurture"*, Henry Holt and Company.『遺伝子神話の崩壊』池田清彦・池田清美訳，徳間書店，2005．
64. Naess, A., 1989, *Ecology, Community and Lifestyle: Outline of An Ecosophy*, translated and revised by David Rothenberg, Cambridge U. P.『ディープ・エコロジーとは何か——エコロジー・共同体・ライフスタイル』斎藤直輔・開龍美訳，文化書房博文社，1997．
65. Parfit, D., 1984, *Reasons and Persons*, Oxford U. P.『理由と人格』森村進訳，勁草書房，1998．
66. Pico della Mirandola, *De Hominis Dignitate, Heptaplus, De ente et uno e scritti vari*, a cura di Eugenio Garin, Edizione nationale dei classici del pensiero italiano I, Firenze, 1942, pp. 101–165.『人間の尊厳について』大出哲・阿部包・伊藤博明訳，国文社，1985．
67. Post, S. G., (Editor in Chief), 2004, *The Encyclopedia of Bioethics*, 3rd Edi-

tion, 5 vols., Macmillan.『生命倫理百科事典』(第3版) 生命倫理百科事典翻訳刊行委員会編, 丸善株式会社, 2007.
68. Raanan, G., 1985, 1986, Philosophical Medical Ethics, in *British Medical Journal*, John Wiley & Sons.『哲学的医の倫理』三吉敏博訳, 木鐸社, 1992.
69. Ridley, M., 2003, *Nature via Nurture : Genes, Experience and What Makes Us Human*, HarperCollins.『やわらかな遺伝子』中村桂子・斉藤隆央訳, 紀伊国屋書店, 2004.
70. Sanders, C. M., 1992, *Surviving Grief and Learning to Live Again*, Wiley.『死別の悲しみを癒すアドバイスブック』白根美保子訳, 筑摩書房, 2000.
71. Sartre, J.-P., 1943, *L'être et le néant*, Paris, Gallimard.『存在と無』松浪信三郎訳, 人文書院, 1956.
72. Scheler, M., 1948, *Wesen und Formen der Sympathie*, Fünfte Auflage, Verlag G. Schulte-Bulmke.『同情の本質と諸形式』青木茂・小林茂訳, シェーラー著作集第8巻, 白水社, 2002.
73. Schramme, T., 2002, *Bioethik*, Campus Verlag.『はじめての生命倫理』村上喜良訳, 勁草書房, 2004.
74. Siep, L. / Bayertz, K. / Quante, M., 2002.『ドイツ応用倫理学の現在』山内廣隆・松井富美男監訳, ナカニシヤ出版, 2002.
75. Siep, L., 2004, *Konkrete Ethik*, Suhrkamp Verlag.『ジープ応用倫理学』山内廣隆 (訳者代表), 丸善, 2007.
76. Silver, L. M., 1997, *Remaking Eden : Cloning and Beyond in a Brave New World*, William Morrow.『複製されるヒト』東江一紀・真喜志順子・渡会圭子訳, 翔泳社, 1998.
77. Silver, L. M., 2006, *Challenging Nature : The Clash of Science and Spirituality at the New Frontiers of Life*, Ecco.『人類最後のタブー──バイオテクノジーが直面する生命倫理とは』楡井浩一訳, NHK出版, 2007.
78. Singer, P., 1979, *Practical Ethics*, Cambridge U. P.『実践の倫理』山内友三郎・塚崎智監訳, 昭和堂, 1991.
79. Stock, G., 2002, *Redesigning Humans : Our Inevitable Genetic Future*, Profile Books.『それでもヒトは人体を改変する──遺伝子工学の最前線から』垂水雄二訳, 早川書房, 2003.
80. Thomson, J. J., 1971, A Defense of Abortion, in *Philosophy & Public Affairs* 1, no. 1 (Fall 1971), Princeton U. P.「人工妊娠中絶の擁護」星敏雄

(他）訳，Engelhardt 1988 所収．
81. Tillich, P., 1969, *Sein und Sinn*, in Gesammelte Werke, Bd. XI, Evangelisches Verlagswerk.『存在と意味』大木英夫訳，ティリッヒ著作集第9巻，白水社，1999．
82. Tooley, M., 1972, Abortion and Infanticide, in *Philosophy & Public Affairs* 2, no. 1（Fall 1972），Princeton U. P.「嬰児は人格を持つか」森岡正博訳，Engelhardt 1988 所収．
83. Veatch, R. M., 2003, *The Basics of Bioethics*, 2nd ed., Prentice Hall.『生命倫理学の基礎』品川哲彦監訳，メディカ出版，2004．

邦文文献

84. NHK人体プロジェクト編，1996,『安楽死――生と死をみつめる』，NHK出版．
85. 青木清，1995,「遺伝学とバイオエシックス――アメリカの視点」に対する論評（星野編1995所収）．
86. 赤林朗編，2005,『入門・医療倫理Ⅰ』，勁草書房．
87. 赤林朗編，2007,『入門・医療倫理Ⅱ』，勁草書房．
88. 秋葉悦子訳著，2005,『ヴァチカン・アカデミーの生命倫理』，知泉書館．
89. 池田清彦，2006,『脳死臓器移植は正しいか』，角川ソフィア文庫．
90. 伊勢田哲治・樫則章編，2006,『生命倫理学と功利主義』，ナカニシヤ出版．
91. 今井道夫，2005,『生命倫理学入門』（第2版），産業図書．
92. 今井道夫・香川知晶編，2001,『バイオエシックス入門』（第3版），東信堂．
93. 入江吉正，1996,『死への扉――東海大安楽死殺人』，新潮社．
94. 医療教育情報センター編集，2006,『尊厳死を考える』，中央法規．
95. 梅原猛，1992,「脳死・ソクラテスの徒は反対する」（梅原編1992朝日新聞社所収）．
96. 梅原猛，1996,『共生と循環の哲学――永遠を生きる』，小学館．
97. 梅原猛，2000,『脳死は本当に人の死か』，PHP研究所．
98. 梅原猛編，1992,『「脳死」と臓器移植』，朝日新聞社．
99. 梅原猛編，1992,『脳死は，死でない．』，思文閣出版．
100. 遠藤周作，1987,『死について考える』，光文社．
101. 大野明子編著，2003,『子どもを選ばないことを選ぶ』，メディカ出版．
102. 緒方房子，2006,『アメリカの中絶問題――出口なき論争』，明石書店．

103. 奥野卓司・ヒューマンルネッサンス研究所編，2004，『市民のための「遺伝子問題」入門』，岩波書店.
104. カール・ベッカー編著，2000，『生と死のケアを考える』，法蔵館.
105. 香川知晶，2000，『生命倫理の成立』，勁草書房.
106. 香川知晶，2006，『死ぬ権利』，勁草書房.
107. 加藤尚武，1999，『脳死・クローン・遺伝子治療』，PHP新書.
108. 加藤尚武・加茂直樹編，1998，『生命倫理学を学ぶ人のために』，世界思想社.
109. 金森修，2005，『遺伝子改造』，勁草書房.
110. 加茂直樹，1991，『生命倫理と現代社会』，世界思想社.
111. 唐澤秀治，2001，『脳死判定ハンドブック』，羊土社.
112. 河合隼雄，1976，『母性社会日本の病理』，中央公論社.
113. 川喜田愛郎・唄孝一・大森文子・中島みち，1988，『生命倫理』，日本看護協会出版会.
114. 木村利人，1987，『いのちを考える――バイオエシックスのすすめ』，日本評論社.
115. 木村利人，1989，「バイオエシックスの新展開をめざして――いのちを守り育てるために」(田村他共著1989所収).
116. 木村利人，2000，『自分のいのちは自分で決める』，集英社.
117. 木村利人編集主幹，2003，『バイオエシックス・ハンドブック――生命倫理を超えて』，法研.
118. 現代思想，1998，『〈特集〉自己決定権』vol. 26-8．青土社.
119. 小泉義之，2003，『生殖の哲学』，河出書房新社.
120. 高知新聞社会部「脳死移植」取材班，2000，『脳死移植――いまこそ考えるべきこと』，河出書房新社.
121. 国際宗教研究所編集，2003，『現代宗教〈特集〉宗教・いのち・医療』，東京堂出版.
122. 小松美彦，2004，『自己決定権は幻想である』，洋泉社.
123. 小松美彦，2005，「なぜ「宗教と生命倫理」なのか」(小松・土井編2005所収).
124. 小松美彦・土井健司編，2005，『宗教と生命倫理』，ナカニシヤ出版.
125. 近藤均編著，2005，『医療人間学のトリニティー』，太陽出版.
126. 齋藤有紀子編著，2002，『母体保護法とわたしたち』，明石書店.
127. 斎藤隆雄監修・神山有史編集，1998，『生命倫理学講義』，日本評論社.

128. 坂井昭宏・松岡悦子編著, 2004, 『バイオエシックスの展望』, 東信堂.
129. 坂井律子・春日真人, 2004, 『つくられる命』, NHK出版.
130. 坂本百大・青木清・山田卓生編著, 2005, 『生命倫理——21世紀のグローバル・バイオエシックス』, 北樹出版.
131. 佐藤和夫・伊坂青司・竹内章郎, 1988, 『生命の倫理を問う』, 大月書店.
132. 塩野寛・清水恵子著, 2007, 『生命倫理への招待』(改訂3版), 南山堂.
133. 篠原駿一郎・波多江忠彦編, 2002, 『生と死の倫理学——よく生きるためのバイオエシックス入門』, ナカニシヤ出版.
134. 島薗進, 2006, 『いのちの始まりの生命倫理』, 春秋社.
135. 島田燁子, 1992, 『生命の倫理を考える——バイオエシックスの思想』(新版), 北樹出版.
136. 臓器移植法改正を考える国会議員勉強会編, 2005, 『脳死論議ふたたび——改正案が投げかけるもの』, 社会評論社.
137. 立花隆, 1986, 『脳死』, 中央公論社.
138. 立花隆, 1988, 『脳死再論』, 中央公論社.
139. 立花隆, 1992, 『脳死臨調批判』, 中央公論社.
140. 立岩真也, 2000, 『弱くある自由へ』, 青土社.
141. 谷山洋三・伊藤高章・窪寺俊之, 2004, 『スピリチュアルケアを語る』, 関西学院大学出版会.
142. 田村芳朗他共著, 1989, 『新しい生命倫理を求めて』, 北樹出版.
143. 塚本康子, 2005, 『医療のなかの意思決定——出生前診断』, こうち書房.
144. 土屋貴志, 1998, 「bioethics」から「生命倫理学」へ (加藤・加茂編1998所収).
145. 土井健司, 2005, 「いのち」の倫理の再構築に向けて (小松・土井編2005所収).
146. 土居健郎, 1971, 『「甘え」の構造』, 弘文堂.
147. 中島隆博, 2005, 「死者を遇する〈倫理〉」(小松・土井編2005所収).
148. 中島みち, 1985, 『見えない死——脳死と臓器移植』, 文芸春秋.
149. 中島みち, 2007, 『「尊厳死」に尊厳はあるか——ある呼吸器外し事件から』, 岩波新書.
150. 長島隆・盛永審一郎編, 2001, 『生殖医学と生命倫理』, 太陽出版.
151. 中野東禅, 1998, 『中絶・尊厳死・脳死・環境——生命倫理と仏教』, 雄山閣.
152. 西日本生命倫理研究会編, 2004, 『生命倫理の再生に向けて』, 青弓社.

153. 日本キリスト教協議会生命倫理委員会編, 2004,『いのちの倫理を考える』, 新教出版社.
154. 日本尊厳死協会東海支部編著, 2007,『私が決める尊厳死』, 中日新聞社.
155. 日本尊厳死協会編, 1990,『尊厳死』, 講談社.
156. 根村直美, 2001,『バイオエシックスの諸相』, 創英社／三省堂書店.
157. 浜口吉隆, 2006,『生と死を見つめて』, 南窓社.
158. 菱山豊, 2003,『生命倫理ハンドブック』, 築地書館.
159. フォーラム実行委員会編, 1988,『バイオエシックス〈先端医療を考える視点〉』, ゆみる出版.
160. ホアン・マシア, 1985,『バイオエシックスの話』(改訂増補), 南窓社.
161. ホアン・マシア, 1985,『続バイオエシックスの話』, 南窓社.
162. ホアン・マシア, 2003,『生命哲学』, 教友社.
163. 星野一正・斎藤隆雄編, 1991,『脳死と臓器移植』, 蒼穹社.
164. 星野一正編著, 1995,『死の尊厳——日米の生命倫理』, 思文閣出版.
165. 毎日新聞科学環境部編, 2002,『神への挑戦——科学でヒトを創造する』, 毎日新聞社.
166. 間瀬啓允, 1998,『生命倫理とエコロジー』, 玉川大学出版部.
167. 松田純, 2005,『遺伝子技術の進展と人間の未来——ドイツ生命環境倫理学に学ぶ』, 知泉書館.
168. 水野肇, 1990,『インフォームド・コンセント』, 中公新書.
169. 三井美奈, 2003,『安楽死のできる国』, 新潮新書.
170. 村松聡, 2001,『ヒトはいつ人になるのか』, 日本評論社.
171. 森岡正博, 1988,『生命学への招待』, 勁草書房.
172. 森岡正博, 2001,『生命学に何ができるか』, 勁草書房.
173. 森岡正博, 2005,『生命学をひらく』, トランスビュー.
174. 森川功, 2002,『生命倫理の基本原則とインフォームド・コンセント』, じほう.
175. 森崇英, 2005,『生殖の生命倫理学』, 永井書店.
176. 森本あんり, 2006,『アメリカ・キリスト教史』, 新教出版社.
177. 八木誠一, 1976,『イエス・キリストの探求』, 産報.
178. 山根純佳, 2004,『産む産まないは女の権利か』, 勁草書房.
179. 湯浅泰雄監修, 2003,『スピリチュアリティの現在』, 人文書院.
180. 養老孟司, 1996,『日本人の身体観の歴史』, 法蔵館.

181. 米本昌平, 1988, 「先端医療とバイオエシックスの現状」(フォーラム実行委員会編 1988 所収).
182. 米本昌平 (他), 2000, 『優生学と人間社会』, 講談社現代新書.
183. 米本昌平, 2006, 『バイオポリティクス』, 中公新書.

参照ホームページ一覧

1. Deutsches Referenzzentrum für Ethik in den Biowissenschaften.（生命科学における倫理学に関するドイツ・リファレンスセンター）
 ——http://www.drze.de/
2. The Hastings Center.（ヘイスティングス・センター）
 ——http://www.thehastingscenter.org/default.asp
3. The Kennedy Institute of Ethics.（ケネディー倫理学研究所）
 ——http://kennedyinstitute.georgetown.edu/index.htm
4. The World Medical Association.（世界医師会）
 ——http://www.wma.net/
5. World Health Organization.（世界保健機関）
 ——http://www.who.int/
6. いでんネット
 ——http://www.kuhp.kyoto-u.ac.jp/idennet/
7. 厚生労働省
 ——http://www.mhlw.go.jp/
8. 衆議院
 ——http://www.shugiin.go.jp/
9. 信州大学遺伝ネットワーク
 ——http://genetopia.md.shinshu-u.ac.jp/genetopia/index.htm
10. 東京大学大学院医学系研究科生命・医療倫理人材養成ユニット
 ——http://square.umin.ac.jp/CBEL/
11. 日本医師会
 ——http://www.med.or.jp/
12. 日本学術会議
 ——http://www.scj.go.jp/index.html

13. 日本救急医学会
　　——http://www.jaam.jp/
14. 日本産科婦人科学会
　　——http://www.jsog.or.jp/
15. 日本産婦人科医会
　　——http://www.jaog.or.jp/
16. 日本受精着床学会
　　——http://www.jsfi.jp/
17. 日本人類遺伝学会
　　——http://www.jshg.jp/
18. 日本生殖医学会
　　——http://www.jsrm.or.jp/
19. 日本生命倫理学会
　　——http://wwwsoc.nii.ac.jp/jab2/
20. 日本臓器移植ネットワーク
　　——http://www.jotnw.or.jp/
21. 日本尊厳死協会
　　——http://www.songenshi-kyokai.com/
22. 日本臨床死生学会
　　——http://plaza.umin.ac.jp/~jsct/
23. 文部科学省
　　——http://www.mext.go.jp/
24. 文部科学省・ライフサイエンスの広場
　　——http://www.lifescience.mext.go.jp/

あとがき

　生命倫理学の諸問題において，ある立場を主張するとき，そこには一つのパターンがある．本書を読み終えて，それに気づいた読者もいるのではないだろうか．それは，技術Aを受け入れれば，Bという結果が生じる，誰も結果Bを受け入れるとは思われない，それゆえ，技術Aは認められない，という形式である．技術Aから結果Bまでの経緯に関しては，概して合理的な論究や説明がなされるのだが，最後には「誰も……とは思わないだろう」という日常的な感性に訴えかけるのである．ここに，命や人間のあり方に関する日常的感性の健全さを，私たちが暗黙のうちに確信し信頼していることが見て取れる．本書では，その日常的感性を意味的思考として明らかにし，対象をケアするという視点の大切さ，ケアにおける他者への共振の大切さを強調した．

　しかし，これにも批判がないわけではない．アウグスティヌス的に言えば，他者の苦しみや悲しみを共にする心は憐れみ深き心（misercordia）であり，他者を助ける原動力の一つである，しかし，そのような感情をはさむことなく助けることのほうが高潔な行いである，と批判される（Augustinus, De Moribus.）．つまり，憐れみの心だけでは，どのような憐れみを掛けることが善きことなのかを冷静に判断し得ないという問題が，そこにはあるのである．シェーラーも同様なことを指摘している（Scheler 1948）．同情や共感だけでは何が善であり，何が悪であるかを決定することはできない，なぜなら，他者の苦痛に快楽を感じる人に共感することは明らかに善ではないからである，と．

　では，同情や共感を正しい方向に導くものは何なのだろうか．やはり，それは理性的な考察なのだろうか．しかし，理性的考察が最終的には，日常的な感性に決断を委ねているのだから，これでは堂々巡りである．どこに解決の糸口

があるのだろうか．私は，共振は他者の心に共感することではなく，他者の心の深みに共振することであると考える．共感に対してはアウグスティヌスやシェーラーの批判が成立するかもしれないが，共振に対してはそうではない．他我の心の深みへの共振には，感情か理性かというような二律背反的ではない人間の心の働きがあるように思われる．そこには共振の方向性を示す何らかの働きがあるのではないだろうか．それがどのような働きなのかを明らかにすることを，今後の課題としたいというのが，本書を終えるにあたって，筆者が思うところである．

本書で，すべての問題が取り扱われ，議論し尽くされたわけでは勿論ない．しかし，命をめぐる諸問題に関心を持っている人たちにとって，すこしでも考えるヒントになればと思って書いてきた．その願いが本書となって実ったのも，勁草書房編集部の土井美智子氏の適切な助言と支えがあったからである．心から感謝を申し上げたい．

最後に，本書の第6章の1と2は，拙論「脳死問題を議論するために」（『立正大学文学部論叢』第107号所収）の一部を加筆・修正したものであり，本書の第8章は，拙論「宗教と生命倫理の関係について」（同第124号所収）を大幅に加筆・修正したものである．その他はすべて書き下ろしである．

2008年1月末日
村上　喜良

人名索引

ア　行

アウグスティヌス　Augustinus　211
イエス　Jesus　19, 92, 108, 155
ヴィーチ　Veatch, Robert M.　19
エリザベス女王　Queen Elizabeth　47
エンゲルハート　Engelhardt, H. Tristram, Jr.　11, 44, 46, 95, 126

カ　行

カーソン　Carson, Rachel　14
カス　Kass, Leon R.　75, 93
カント　Kant, Immanuel　5
キューブラー・ロス　Kübler - Ross, Elisabeth　181–3, 194
キング牧師　King, Martin Luther, Jr.　25
クインラン　Quinlan, Karen Ann　120, 124, 143
クリック　Crick, Francis　73
ケネディ　Kennedy, John F.　15, 26, 95, 149, 151
コール＝ターナー　Cole-Turner, Ronald　153, 155
コルボーン　Colborn, Theo　14
コワート　Cowart, Dax　131–2

サ　行

サルトル　Sartre, J.-P.　183
シェーラー　Scheler, Max　211
シュスター　Shuster, Evelyne　68
シュランメ　Schramme, Thomas　53
ジョンセン　Jonsen, Albert R.　151–2
シルヴァー　Silver, Lee M.　87, 91, 94
シンガー　Singer, Peter　44
ストック　Stock, Gregory　91

タ　行

チャールズ皇太子　Prince Charles　47
チルドレス　Childress, James F.　24, 37
トゥーリー　Tooley, Michael　44
トムソン　Thomson, Judith J.　46, 49–51
ドラン　Dolan, Josephine A.　19

ナ　行

ニクソン　Nixon, Richard M.　149, 151, 153
ネス　Naess, Arne　15

ハ　行

ハイデガー　Heidegger, Martin　175, 182–3
ビーチャム　Beauchamp, Tom L.　24, 27, 37, 58, 95
ピコ・デッラ・ミランドラ　Pico della Mirandola, G.　164
ヒポクラテス　Hippocrates　19, 20, 23–4
ファインバーグ　Feinberg, Joel　46
フェイドン　Faden, Ruth R.　21, 31, 37
フクヤマ　Fukuyama, Francis　91
フレッチャー　Fletcher, Joseph　151
ヘイマー　Hamer, Dean　90
ヘレガース　Hellegers, André　15
ホープ　Hope, Tony　14
ポスト　Post, Stephen G.　18
ポッター　Potter, Van Rensselaer　15

ホメーロス　Homer　83

マ　行

マコーミック　McCormick, Richard　151
マッキベン　McKibben, Bill　91
マテオ・リッチ　Ricci, Matteo　152
ムーア　Moore, David S.　90

ヤ　行

ヨハネ・パウロ2世　John Paul II　124

ラ　行

ラーナン　Raanan, Gillon　19
ライク　Reich, Warren T.　19
ラザロ　Lazarus　108
ラムジー　Ramsey, Paul　151
リドレー　Ridley, Matt　90
レオポルド　Leopold, Aldo　15

ワ　行

ワトソン　Watson, James　73

事項索引

ア 行

愛　11, 87–9, 110–2, 174, 177–8, 180–1, 187, 189, 191–3
愛国心　152
愛情　20, 87–9, 91
アイデンティティー　58
跡取り　51
アポロ計画　23
アメリカ　3, 11, 18, 23, 25–6, 54, 76, 92, 95, 119, 142–3, 149–50, 157, 161
　――大統領　46–7
　――大統領生命倫理評議会　75, 93
　――病院協会　26
有り難いこと（有り難さ）　166, 169, 185–6
安楽死
　間接的――　125, 139
　自発的――　121
　消極的――　121–6, 137–9, 142
　積極的――　121–3, 126, 129–33, 139
　反自発的――　121, 123
　非自発的――　121
イエズス会　151–2
生き方の質　21–2
イギリス　47, 103
意思　33, 89, 112–4, 121, 124, 128–9, 131–2, 135–7, 142, 168
　――有り　134
　――確認　112
　――決定　4, 9, 71, 124
　――不明　134
医師患者関係　20, 24, 26
意識
　外的――　107
　内的――　107
医神アポロン　19
一神教　19
遺伝
　――医学関連学会　78–9
　――カウンセリング　79
　――的繋がり　56–8, 89
遺伝子
　――決定論　79, 83, 89
　――検査　87
　――工学　93–4
　――戸籍法　71
　――診断　78
　――操作　17, 161
　――治療　78–81
命のリレー　110, 115, 158
意味
　――ある検討　194
　――ある考察　194
　――ある個人　188–9, 192
　――ある真実　187
　――ある人生　174, 180
　――あるもの　174, 180, 194
　――層　187
　――づけ　12, 104–5, 180
　――（的）関係　171, 173–4, 177–8, 186, 188–9, 190, 192
　――的思考　172, 174, 177–81, 186–91
　――的充実化　179, 191–2
　――的繋がり　178, 180
　――のあるもの　85, 93

215

──の欠如化　172-3, 180, 188, 190
──のないもの　85, 93, 127
生きる──　172, 192
医療
　──カウンセラー　171
　──技術　22-5, 36, 115, 126, 141, 148, 150, 153-5, 157-8, 160
　──者基準　28-9
　──制度　32
　──人間学　191, 194
　──倫理　19, 23-5
インフォームド・コンセント（IC）　32-7, 79, 135, 149
ウィローブルック事件　21
ウーマンリブ運動　149
嘘　5
嬰児　44, 48
エゴイズム　5, 140
エコロジー
　──運動　14-5
　シャロー・──　15-8
　ディープ・──　15-7
エコロジスト　14
エホバの証人　124, 152
負い目　53, 57, 184-7
応答する　168, 178
親子
　──愛　89
　──関係　60, 84, 86, 88-9
オランダ　122, 128-31

カ　行

カウンセラー　79
カウンセリング　53-4
科学技術　14-5, 26
かかりつけ医　140-1
学際的　4, 10, 13
　超──　10, 13
貸し腹　58
家族
　──像　61
　──の絆　56-60, 114

──の同意　108, 112-4, 116, 134, 143, 167, 188
価値観　9-10, 17, 30, 147, 159
カトリック　45-8, 66, 124, 151, 162
神　19, 23, 67, 80-1, 91-2, 126, 156, 164, 182
　──々　19
　──様委員会　23
　──の啓示　67
　──の創造　67
　──の代替物　92
　──の似姿　67, 151
　──の役割　67
　──の領域　67, 122, 126
　──を演じる　92
　合間を埋める──　126
カレン・アン・クインラン事件　120, 124, 143
癌　21, 34, 45, 78-9, 126
環境
　──ホルモン　14
　──倫理（学）　13-4, 18
幹細胞　67, 69, 147
感謝　92, 132, 166, 186-7
感受性　44-6, 52, 106, 128, 193
寛容　11-3, 159-61, 166-7
緩和ケア　134, 137, 139
器質死　101
機能死　101
機能停止　101-10, 115, 126, 169, 173, 190
希望　33, 79, 82, 85, 88, 89, 136, 171, 173, 177, 180-1
義務　5-6, 8, 49, 52-3, 71, 102
　──論　5
　情報開示──　131
　説明──　135
　法的──　50
キュア　189
教義　12, 45, 111, 147, 153-6, 161
教皇　152
教条主義　152
共振　191, 193-4
狂信　12

共通基盤　11-3, 152
教導権　152
共同体主義　5, 153
ギリシア　3, 19, 83
キリスト教　19, 75, 92, 122, 147-8, 151-5, 157, 185, 195
均一化　84, 86-8
緊急事態　33
近親婚　59
愚行　124
苦痛緩和　125, 134, 137
グリーフ・ケア　142
グローバル　11
クローン　93, 150, 154, 160-1
ケア　79, 125, 135, 138, 140-2
——チーム　134, 136
経済的理由　42-3, 53, 65
形而上学　154-5, 161
刑法　41-3, 52-3, 119, 139
血液型　49, 58, 113-4
血液ポンプ　110, 173
決断　21, 25, 79, 90, 158-60, 164-6, 179-80, 184, et passim
ケネディ研究所　15, 95, 151
権威と服従　171
限界
——状況　128, 131-2
——点　23, 167, 170, 181, 188
権限委任　31, 113
健康　20-2, 30, 42, 52-3, 62-6, 76, 81, 140
原罪　185
原始線条　68-9
減数（胎）手術　52, 61, 65-6
権利
——主体　49, 51-2, 63
——放棄　33-5
強姦　42, 53
厚生省　96-8
厚生労働省　6, 28, 41-2, 80, 133
公聴会　6, 98
幸福　5-6, 25-6, 64, 83, 85, 120, 124, 128, 141, 165, 186

——追求の権利　61
公平（性）　20, 82, 87, 90-1, 112, 114-5, 140-1
公民権運動　149
功利
——基準　114
——計算　68, 103
五戒　122
国際ヒトゲノム・プロジェクト　74
戸籍法　59
コンセンサス　69, 139, 160-1

サ　行

再生医療　69, 70
最大利益　36, 132
——の推測　33, 36
裁判員制度　6, 161
殺人罪　95-6, 110, 119-20
三徴候死　105-6
三輪清浄　157-8
慈愛　20
幸せ　5, 7, 8, 11, 13, 51, 132, 186
ジーンプア　87
ジーンリッチ　82, 87
自己
——意識　44, 46, 102-3, 105, 164, 167, 189
——確信　25, 165
——決定　34, 37, 105, 114-5, 158, 175, 181, 188, 191
——決定権　25-6, 31, 44, 48-52, 54, 63, 66, 69, 112-3, 124-6, 132, 151, 153-4, 157-61, 166-7, 169-70, 175, 191
——責任　191
——同一性　25, 160, 164-6
——複製能力　69-70
自業自得　191
死後生殖　59-60
自殺幇助　122, 126, 130, 181, 187
指示書　33, 36, 136
事実
——的欠如　190
——的思考　172-4, 178-80, 186-91
事前指示　137

事項索引　217

自然への回帰　70
十戒　122
実存　158, 181
質調整生存年　114
死ぬ権利　124-6, 143
自発
　——性　27
　——的　27, 30, 34, 130
　——的意思　131
　——的同意　124-5, 131
ジャンク DNA　74
ジャンマリー・ロラン事件　120
自由　48-50, 52, 73, 75, 84, 88, 92, 111, 153-4, 158-9, 164, 166, 175
　——意志　164, 168
　——裁量　150
　——存在　164
衆議院　99
宗教　8, 10-2, 17, 19, 54, 91, 104-5, 111, 123-4, 126, 163, 167, 172, 194-5
　——学　10
　——的感情　166
　——的決断　159
主観的基準　29
種差別　45
主従　151, 171
出生届　60
出生前診断　42, 61-2, 71, 76
出自を知る権利　58-9, 71
守秘義務　20
障害者　30-1, 42, 44, 62-4, 120, 123, 127
　——差別　42, 62-4, 66, 114
少子化　51
消費者
　——の権利運動　149
　——モデル　24-5, 170-1
ジョージタウン大学　15
植物状態　44, 101, 103, 120, 127, 190
知らないでいる権利　34-5
自律　27-32, 34-7, 58-9, 64, 77, 89, 91, 113, 135, 137, 140-2
　——の自由　89

神学　151-3
　——者　151-3
　——者三人組　151
　道徳——　151
　倫理——　162
人格　43-4, 46-8, 67-8, 77, 102, 127, 151, 189, 194
　——権　124
　——主義　151, 157
　——性　167
　——定義　44
　——的生命　126-7
　——論　43-4, 48, 102, 167
　可能的——　48
　厳密な——　44, 46
　社会的——　44, 46
　潜在的——　50
進化論　75
シングルマザー　59
人権運動　26
信仰　12, 92, 152-6, 158, 161-3
　——の自由（信教の自由）　111, 152-3
人工
　——呼吸器　99, 107, 138, 141, 182
　——授精　55-9, 61, 76-7
　——透析器　22
人口抑制　51
人種差別　25, 82
人生観　8, 10, 30, 105, 193-4
新生児　43-4, 46
人体実験　20-1, 23-4, 149
伸張　165, 178, 179, 183
心底　192-4
心的外傷後ストレス障害（PTSD）　53
信頼
　——関係　5, 21, 34-5, 140-1
　——と権威　171
神話　155
スパゲッティー状態　126
スピリチュアル・ケア　141, 191-3, 195
すべり坂（論）　62-3, 123, 125-8
性愛　60

生育
　——可能　　44-6, 52
　——不可能　　42, 53
正義　　37
誠実　　141, 168-9, 178-9
精子提供　　58-9, 61-2, 77
聖書　　67, 153-6
　——学　　155
　旧約——　　67, 74-5, 92
　新約——　　92, 108-9
生殖
　——系細胞　　80, 86
　——の自由　　61
精神的苦痛　　131, 143
生存権　　43-7, 49-53, 62-3, 66, 68-70, 102, 179, 188
生物的生命　　126-7
生命
　——医学　　14, 25-6, 126
　——医学倫理　　13-8, 24-6
　——観　　10-1, 105
　——圏　　15-7
　——圏平等主義　　15
　——工学　　14, 25, 93-4
　——中心主義　　15
　——の質　　22, 61
　——の神聖性（神聖さ）　　22, 126
　——の尊厳　　21-2, 41, 48, 53, 62-3, 68, 115, 131-2, 140
　——倫理委員会　　6, 161
　——倫理学者　　9
世界医師会　　19, 26, 122
世界保健機関　　22
責任　　4-5, 8, 59, 124, 166, 168, 170, 178-9, 181, 191
　——ある関わり　　4-5
セレラ・ジェノミクス社　　74
善悪　　8
善行　　20-1, 23-4, 37
潜在論　　46-9, 51
臓器
　——売買　　112, 115

——不足　　70, 99, 110, 114-5
総合科学技術会議　　71
相互作用論　　90-1
蘇生処置禁止（DNR）　　137
それ自身で一なる全体　　189
存在要件　　25, 32, 34, 164-5

タ 行

体外受精　　55-7, 62-3, 65-6, 71, 76, 153
胎児条項　　43
代理
　——出産　　55-9
　——人　　31, 33, 36
対話　　11-3, 29-30, 36, 142, 169, 171, 180, 190
多元
　——主義　　153
　——性　　11, 13
タスキギー梅毒研究　　21
堕胎罪　　52-3
多胎妊娠　　61, 65-6
多能性　　69, 70
ダブル・スタンダード　　64
ダム決壊論　　62
多様性　　22
血の繋がり　　57, 60, 89
着床前診断　　61-3, 71, 76
超越　　163
　——（的）神　　75, 92
超人　　17, 161
調和的共存　　14-5
治療上の特権　　33-4
筑波大学　　96
DNAチップ　　78-9, 87
抵抗運動　　26, 151
テーラーメイド薬　　80
デザイナー・ベビー　　81
デス・エデュケーション　　142-3
ドイツ　　4, 53, 67
凍結受精卵　　59
透析治療　　23
道徳　　4-5, 7, 159
　——（的）感情　　49, 52, 126

事項索引　　219

——的義務　50-1
　——的決断　159
　——的主体　50-1
　——的ジレンマ　25
匿名性　112
土地倫理　15
ドナーカード　167

ナ 行

名古屋高等裁判所　119, 129-30
ナチス　20, 123, 127, 149
ナノテクノロジー　91
汝殺すなかれ　122
肉　104-5
肉体的苦痛　129, 143
二重結果　45, 50, 123
二重らせん構造　73-4
日本医師会　97-8, 133
日本救急医学会　133
日本産科婦人科学会　58, 61-2, 66, 71
日本産婦人科医会　52
日本受精着床学会　60, 68
日本人類遺伝学会　79
日本臓器移植ネットワーク　99, 113, 158
日本尊厳死協会　121, 133, 143-4
日本脳波学会　96-7
人間
　——観　8, 10, 110
　——中心主義　15, 45
　——の尊厳　67, 110, 121, 191
忍耐　13
認知症　44, 127
根無し草　11
脳死
　——に関する研究班　96-7
　——臨調　97-8, 157

ハ 行

バイオテクノロジー　24-5, 93
パターナリズム　20-4, 26, 28, 151-2
　強い——　33
　弱い——　33, 35-6

発生システム論　90-1
犯罪遺伝子　84
非宗教的バイオエシックス　11
ヒトゲノム　74, 81
　——解析プロジェクト　74
人の形　52, 109, 127
表示方式
　拡張的同意——　112
　拒否——　112-3, 116
　同意——　112-3
フェミニズム　50-1, 54
不活性　84, 87
父子関係　20, 23
不殺生戒　122
プライバシー　62, 71, 112
プロチョイス　43
プロライフ　43
米国　74
ヘイスティングス・センター　151
ペイン・コントロール　125, 128
ベビー M 事件　58
ベルギー　119-20, 122
法王　147
法務省　61
ホームドクター　141
菩薩行　115, 157-9
ポスト・キリスト教　92
ポストヒューマニズム　17
北海道立札幌医大　95

マ 行

未移植胚　68-9
未済　184-6
未成年者　30-1, 36, 54
ミトコンドリア・イヴ　75
民法　60
無危害　20, 24, 33-4, 37
物語　193
文部科学省　18, 79-80

ヤ 行

融解　101-3, 108-9

勇気　11-3, 180, 191-2, 194	リヴィング・ウィル　137, 144
優生	リスク　80, 83, 86
――学　42	理性的人間基準　28-9
――思想　62, 76, 113	リプロダクティブ・ライツ　43, 48-52, 54
輸血拒否　124	リベラリズム　51, 54
ユダヤ人慢性疾患病院事件　21	隣人愛　19, 92, 151
ユネスコ　79	ルール　4-14, 19-20, 23-5, 55, 61, 69, 111, 114, 132, 158-9
許し　153, 187	強制的――　111, 116, 159
養子　57, 60	許可的――　111, 116, 159
羊水検査　42	個人的――　111, 116, 159
横浜地方裁判所　120, 129-30	説得的――　111, 116
余剰胚　67-8	霊　104-5
	冷凍保存　60
ラ　行	レスピレータ　120, 124, 137
ライフサイエンスの広場　80	ロボット工学　91
ラザロ症候　108-9	

事項索引　221

法律・宣言・ガイドライン索引

ア 行
安楽死についての宣言　122
遺伝学的検査に関するガイドライン　79
遺伝子治療臨床研究に関する指針　80

カ 行
幹細胞法（ドイツ）　67
患者の権利章典　26
患者の権利に関するWMAリスボン宣言　26
救急医療における終末期医療に関する提言（ガイドライン）　133
刑法第29章「堕胎の罪」　41
ケネディの教書　26
憲章（世界保健機関）　22
公民権法　26

サ 行
終末期医療に関するガイドライン（中間答申）　133
終末期医療の決定プロセスに関するガイドライン　133
ジュネーブ宣言　19
診療情報の提供等に関する指針　28
生殖補助医療における多胎妊娠防止に関する見解（案）　66
臓器移植法　108, 116-7, 135, 156, 167
臓器の移植に関する法律　99, 103, 106　→ 臓器移植法の項目も見よ
臓器の移植に関する法律施行規則　106
臓器の移植に関する法律の一部を改正する法律案　99

タ 行
「多胎妊娠」に関する見解　66
治療を超えて　75, 93
提言：女性の権利を配慮した母体保護法改正の問題点　52
ドイツ基本法　67
ドイツ刑法　53

凍結精子を用いた死後生殖についての見解　60

ナ　行
ニュールンベルク綱領　20
脳死及び臓器移植に関する重要事項について（答申）　97
脳死および臓器移植についての最終報告　97
脳死の判定指針および判定基準　97

ハ　行
胚保護法（ドイツ）　67
ヒトゲノムと人権に関する世界宣言　79
ヒト胚の取扱いに関する基本的考え方　71
「非配偶者間人工授精と精子提供」に関する見解　58, 61
非配偶者間における生殖補助医療の実施に関する見解と提言　68
ヒポクラテスの誓い　19
母体保護法　41-3, 52-4, 65

ヤ　行
優生保護法　42, 62

ラ　行
臨死状態における延命措置の中止等に関する法律案要綱（案）　133

著者略歴
1957 年　石川県に生まれる
1993 年　上智大学大学院哲学研究科博士後期課程退学
現　在　立正大学文学部哲学科教授
著　書　『存在の意味への探求』（共著，秋山書店，2011 年）
　　　　『〈ケアの思想〉の錨を』（共著，ナカニシヤ出版，2014 年）
　　　　『哲学はじめの一歩　楽しむ』（共著，春風社，2017 年）
翻　訳　ロッツ『ハイデガーとトマス・アクィナス』（勁草書房，2014 年）
　　　　マクウォーリー『ハイデガーとキリスト教』（勁草書房，2013 年）
　　　　シュランメ『はじめての生命倫理』（勁草書房，2004 年）
　　　　メッツ「神と時」（『神学ダイジェスト』90 号，2000 年）
　　　　クラウス「普遍的な堕罪状態」（『神学ダイジェスト』85 号，1998 年）ほか

基礎から学ぶ生命倫理学

2008 年 4 月 20 日　第 1 版第 1 刷発行
2023 年 3 月 20 日　第 1 版第 11 刷発行

著　者　村上喜良
発行者　井村寿人
発行所　株式会社　勁草書房
112-0005　東京都文京区水道2-1-1　振替　00150-2-175253
（編集）電話 03-3815-5277／FAX 03-3814-6968
（営業）電話 03-3814-6861／FAX 03-3814-6854
理想社・中永製本

© MURAKAMI Kiyoshi　2008

ISBN978-4-326-10181-8　Printed in Japan

JCOPY ＜出版者著作権管理機構　委託出版物＞
本書の無断複製は著作権法上での例外を除き禁じられています。複製される場合は、そのつど事前に、出版者著作権管理機構（電話 03-5244-5088、FAX 03-5244-5089、e-mail: info@jcopy.or.jp）の許諾を得てください。

＊落丁本・乱丁本はお取替いたします。
　ご感想・お問い合わせは小社ホームページから
　お願いいたします。

https://www.keisoshobo.co.jp

トーマス・シュランメ／村上喜良訳
はじめての生命倫理 　　　　　　　　　　　　　　2970 円

ジョン・マクウォーリー／村上喜良訳
ハイデガーとキリスト教 　　　　　　　　　　　　3630 円

ヨハネス・ロッツ／村上喜良訳
ハイデガーとトマス・アクィナス 　　　　　　　　4950 円

アラステア・V・キャンベル／山本圭一郎・中澤栄輔・瀧本禎之・赤林朗訳
生命倫理学とは何か　入門から最先端へ 　　　　　2970 円

赤林　朗編
入門・医療倫理Ⅰ〔改訂版〕・Ⅱ・Ⅲ 　　Ⅰ　3630 円
　　　　　　　　　　　　　　　　　　Ⅱ　3080 円
　　　　　　　　　　　　　　　　　　Ⅲ　3520 円

赤林朗・児玉聡編
入門・倫理学 　　　　　　　　　　　　　　　　　3520 円

香川知晶
死ぬ権利 　　　　　　　　　　　　　　　　　　　3630 円
　　カレン・クインラン事件と生命倫理の転回

香川知晶
生命倫理の成立 　　　　　　　　　　　　　　　　3080 円
　　人体実験・臓器移植・治療停止

　　　　　　　　　　　　＊表示価格は 2023 年 3 月現在。消費税（10%）を含みます。